古醫籍稀見版本影印存真文庫

活幼口議

元・曾世榮　撰

中醫古籍出版社

責任編輯　黄　鑫
封面設計　張雅娣

图书在版编目(CIP)数据

活幼口议/(元)曾世荣撰.—北京:中医古籍出版社,2015.6
(古医籍稀见版本影印存真文库)
ISBN 978-7-5152-0929-6

Ⅰ.①活… Ⅱ.①曾… Ⅲ.①中医儿科学-中国-元代 Ⅳ.①R272

中国版本图书馆 CIP 数据核字(2015)第158311号

古醫籍稀見版本影印存真文庫
活幼口議　元·曾世榮　撰

出版發行　中醫古籍出版社
社　　址　北京東直門内南小街16號(100700)
印　　刷　北京金信諾有限公司
開　　本　850mm×1168mm　32開
印　　張　13.25
字　　數　88千字
版　　次　2015年9月第1版　2015年9月第1次印刷
印　　數　0001~3000冊
書　　號　ISBN 978-7-5152-0929-6
定　　價　26.00圓

國家古籍出版

專項經費資助項目

據中國中醫科學院圖書館藏日本文政庚辰皮紙抄本影印原書版框高二七二毫米寬一八零毫米

出版説明

中醫藥學是中華民族優秀傳統文化的重要組成部分，是我國醫學科學的特色，也是生命科學中具有自主創新優勢的領域。歷代存留下來的中醫典籍是我國寶貴的文化遺産，其承載着中華民族特有的精神價值、思維方法、想象力和創造力，是中醫藥科技進步和創新的源泉。對中醫古籍進行保護與整理，即是保護了我國全部古籍中的一個重要的組成部分。

《古醫籍稀見版本影印存真文庫》在全面調查現存古醫籍版本情况的基礎上，遴選出五十餘種具有較高學術價值、文獻價值的古醫籍，對其稀見的版本進行搶救性地挖掘整理，其内容涵蓋中醫臨床内、外、婦、兒、針灸、五官各科及基礎理論等領域。這些版本多爲亟待搶救的瀕危版本、珍稀版本、孤本、善本，或者曾經流傳但近幾十年來世面上已很難見到的版本，屬於讀者迫切需要掌握的知識載體，具有較大的出版價值。爲方便讀者閱讀與使用，本叢書整理者對所遴選古籍的版本源流及存世狀況進行了考辨，撰寫了提要，簡介了作者生平，評述了著作的學術價值；爲避免在整理過程中出現各種紕漏，最大限度地保留文獻原貌，我社決定採用影印整理出版的方式。

此次所選書目具有兩個特點：一是以學術性和實用性兼顧爲原則，選擇凝結歷代醫藥學家獨到理論精粹及豐富臨床經驗的精品力作，突出臨證實用，并且充分注重各類中醫古籍的覆蓋面，除了喉科之外，其余各類均有涉及；二是選擇稀見版本，影印出版，不僅可以避免目前市場上古籍整理類書籍魚目混雜、貽誤后學之弊，而且能够完整地體現歷史文獻的真實和完整性，爲讀者研習中醫提供真實的第一手資料。該叢書對於保護和利用中醫藥古籍，發揚和傳承中醫藥文化，更好地爲中醫藥科研、臨床、教學服務具有重大的意義。

我社自二十世紀八十年代成立以來，陸續出版了大型系列古籍叢書，影印的有《中醫珍本叢書》《文淵閣四庫全書醫家類》《北京大學圖書館館藏善本醫書》《海外回歸中醫古籍善本集萃》《中醫古籍孤本大全》等，自出版后廣受學界和藏書機構歡迎。實踐證明，以影印爲基礎進行文獻開發，不僅符合學術研究和收藏需要，而且操作性更强，對促進文獻批露意義重大。

在編輯過程中，我們遵循《古醫籍稀見版本影印存真文庫》的編輯規範，進行了嚴格地查重，并查核原書，爲每種圖書制作了新的書名頁，重新編目，讓讀者一目了然。爲了讓讀者真真切切感受古籍的原汁原味，我們對前言和目録均採用繁體竪排形式。需要説明的是，所收珍本中有缺卷或缺頁的情况，由於這些珍本基本上没有復本，我們没有進行配補，僅作了相應的標注，也留下了些許遺憾，敬請廣大讀者諒解。

中醫古籍出版社

二零一五年九月

前言

本書系元代兒科名家曾世榮撰述。曾世榮字德顯，號育溪，別號省翁，湖南衡州（今衡陽）人。據《活幼心書》無名氏序：『德顯號育溪，時年今已八十，而康寧慈惠，仁者壽者歟』。此序作於元至順壬申（一三三二），因知曾氏約生於宋理宗淳祐末年（一二五二），卒於八十高齡以後。年輕時從鄉先生李月山習儒，既長，改從世醫劉思道學醫。劉思道五世祖劉茂先師承於徽宗朝有『活幼宗師』之稱的禦醫戴克臣。世宗得此一脈真傳，懸壺鄉梓，六十年間醫名大振，孩提之童，多沐其刀圭之惠。

本書為曾氏繼《活幼心書》後的又一兒科力作，凝聚了曾氏本人多年臨床經驗的精粹，對於小兒生理病理、色脈證治、平素乳保鞠養以及前人方書等，諄諄乎議之甚詳，故名《活幼口議》。

全書共二十卷。前有總論，列撮要、辨疑、正訛；卷一至卷三列議明至理二十五篇，如議原本、議通變、議難易、議參詳、議專業、議審究、議同異、議根本、議虛實、議脈氣、議投藥等；卷四、卷五列議出生牙兒證候二十六篇，如議呵欠、議伸舒、議噴嚏、議臍突、議夜啼、議口生瘡、議身體熱、議血眼、議卵腫等；卷六、卷七論小兒脈、指紋、面部氣色等；卷八論疑難病證，共十八種；卷九列議胎中受病諸證十五篇，如鬼胎、胎氣、胎病、胎病作熱、胎病蘊熱等；卷十至卷二十論小兒常見病證及其治方，如傷寒、驚風、痢疾、泄瀉、腫脹、喘急、疳熱、瘡疹、眼患等。末列治諸病雜方二十首。辨析驚風、癇、痘疹等證，強調不要為假象所惑，如指出陰癇脈浮數洪弦為陰中之陽，而非真陽；慢驚脈數呼吸大為證絕，而非陽回等，皆為經驗之論。議明至理涉及稟賦、醫理、辨證、診斷、調養、食忌等，可謂兒科之總綱。曾氏對時俗男十五、女十三通婚，提出異議，認為男破陽太早則傷其精氣，女破陰太早則傷其經脈，生兒常可出現佝僂、侏儒等；在診斷上，指出半晬（半歲）以上看指紋，周晬以上看指紋與診脈，變蒸以後以診脈為憑，並將看面色、察指紋、診脈合稱『三部』，作為小兒診斷主要方法。對指紋診法，重視紋形變化，列流珠形、環珠形、長珠形、來蛇形等十三種，以示所屬病證；面部氣色，以五臟之本色相配，並以五行相生、相克為測臟腑病證之依據。分定面部五臟部位，十分精詳，並附有插圖，清晰易學。書中列十八種兒科疑難證辨治，詳析變化之因，疑難之理，並述相應治則治方。病症辨治，簡介明了，先述病因病機，或先分類型，次則辨證用方，靈活多變，頗切兒科臨床實際。

本書最早刊行的是明嘉靖二十四年（一五四五）本，但國內傳本無多，或有殘缺。我社此次影印據日本文政庚辰（一八二〇）皮紙抄本。

中醫古籍出版社

目録

活幼口議序

世言醫病與醫國同一源流國以新造之病為難攻人以幼稚之疾為難療新造之國病在於人心之未孚法制之未備故事不厭乎議如周人之於市鄭人之於鄉校是已幼稚之童病在於氣血之未全筋脉之未力既不可以言語求又未易以智巧索諄

論而復辯且未足以究其萬分之一
況欲忌魚筌於紙上之塵言其有簣
箏而蠏蟛蜞者幾希矣茲演翁口議
之所由作也翁質直而不華雅朴而
實辯如議證議藥議諸氏之方皆鑿
鑿乎如老法吏之議刑辟絲髮不可
以動移求之文理誠若不足索之義
理沛然有餘鳳髓玉訣政亦不容多

遜也或曰輪人之輪庖丁之牛應之
於手淂之於心蓋非區々口耳所能
造今議以口爲言其脉莫能教子不
見全牛之妙逕庭蓋可知已吁有是
哉使釋鑒而特以原本爲第一議曰
乳哺曰食忌曰傷憐不必議可也然
且以不絕於口翁之此意豈獨爲鑒
工計哉有能以幼々爲心實有其書

圭復其說究如省翁之耳提面命將
護於震夙之初調理於生育之後於
其疾乎何憂其或以豎子之梗為予
告亦將語之曰翁有口議在由是幼
吾幼以及人之幼挈而同歸壽域中
此翁之初心然也然則是議也又當
求諸省翁之心謹毋曰滕口說
時歲在癸未梅月朔且石峯熊槐書

新刊演山省翁活幼口議目録

卷之五

卷之八

卷之九

識胎中受病諸證一十五篇 并序

卷之十

十種證候發端 并治法畧序

燒金丹

卷之十四

議慢驚風傳變

保命丹

犀角散

既濟丹

四聖立効散

卷之十五

議慢脾風傳變

白殭蚕圓

黑附湯

觀音全蝎散

醒脾散

定命飲

靈芝圓

附硫圓

辰砂膏

殢腸散
既濟丹
朮附湯

議吐證

八白飲
人参温中圓
正胃散
煨附圓
青金丹
豆蔻散
半丁圓
正氣圓
塩豉圓

議渴證

二黃圓
石膏湯
大艾灰餅子
香薷飲

卷之二十

小防風湯
小菊花膏

雜方

石葦散
犀角地黃膏
犀灰散
茆根湯
生肌散
天南星圓
痜瘡方
摩風膏

小流氣飲
眼患總議

桃紅圓
丹毒至効散
磁石散
木舌金絲膏
大効金絲膏
通關散
茱連圓
薑黃散

小牛黄圓

四聖湯并二十一証所加藥味並名有詳載

新刊演山省翁活幼口議目録終

活幼口議總論

按魏氏前序云求之文理誠若不足茲則不敢妄喙姑就議中述其切要一二言之識者幸鑒

撮要

一兒在胞胎必須飲食有常起居自若使神全氣和胎氣常安生子必偉

一懷娠之後最忌食熱毒等物庶兒孩降生兒有臍突瘡癬等患

一乳母常須養其血和其氣樂以忘憂使乳汁溫平縱兒疾作自安平過半矣

一嬰兒平常無病不必服藥餌恐遇疾不即為效

一初生兒必忌外客所觸厭免致客忤然古人所以忌客一臘

一兒孩不宜食肉太早傷及脾胃免致蟲積疳積

一兒孩變蒸作熱非謂其病雖不藥自愈

一小兒受病在腑有自愈者故先賢惟理其臟未言其腑腑陽臟陰如麻子一證乃是腑病

一小兒顱顖未合乃氣虛所致勿視為尋常

一兒生穀道無穿多至不救藥無速驗必假物透以通之

一驚風發搐手足不定執捉恐風癇逆入經絡癈害肢體

一小兒毋容入神廟中恐神情悶燥必生怖畏

一小兒笑極與和哭極與樂膳思既濃毋使吐嚼

一兒患吐瀉女吐男瀉是為急證吐瀉不止脾虛風即生急宜療之

一兒患瘡疹發驚不可下驚藥有熱不可用退熱藥有汗不可止汗或吐不可理吐或下亦有可不可

一兒患鼻孔黑如煤耳輪廓焦黑目翻指甲黑作鵶声或吼叫数声及手尋父娘衣皆無可治療

一藥忌肥膩膩粉水銀及用鍼艾亦忌砒毒皆不可輕用

一食忌甜成疳飽傷冷成積肥生痰如焦苦辛辣鹹

酸熱毒尤不可食

辨疑

一兒患陰癎其脉浮数洪絃是陰中之陽非真陽也

一兒患慢驚得脉数呼吸麄大是其證絶非陽回也

一兒患豆疹作热非傷寒也但看耳後有赤縷者是

一兒患身反張非驚風也或投寒凉藥亦愈然非驚風所傳

一嬰兒聞響即掣跳者非驚也乃肺肝不足而神有未安

一熱在筋脉亦發搐者非真搐也如或過剤則变假為真

一議張氏方書南人得病不可以北人處方自是南北異道不可不辨也

補遺

二卷云　三才之道各得其九上當有九九者三字

四卷云　不蔭心上當有血字

正訛

五卷云預利利利害上利字當作知字

十二卷心氣不足而生之慚字合當作漸字

已上姑舉大槩余亦未能審於是非揭之卷端以俟今之省翁云

活幼口議總論畢

新刊演山省翁活幼口議卷之一

議明至理序

竊聞形端表正周公測度之圭（音基）意到心明華氏扶持之旨處方議幼師傳至理為良憑藥活人學造精粹始妙純乎其道者惟籍專誠達乎其議者可行必用夫人知其難不知其所以難究其學未究其自然學言之難者莫過乎藥備曉其意參詳審察以盡其善然後可以知其難易之旨也僕世居江南叨忝醫士極意開陳管見顧彰海宇同声雖然利鈍從人畢竟因由有自所著是書悉議幼幼證候誠為學者與覽一悟至理無問不通捨去褊隘之為體取洞明之見方行淺揭（音氣）宜探深

淵果通神聖以服衆情者豈不題歟

議明至理二十五篇

議原本

議曰古人有擇婦孕產之文制公著昭教育子之法數篇利益萬世規模安得人人而尚之世有君子小人之別故當述陳利害明智審詳而已夫人立室安家求嗣必純納婦種子在賢且德然而婦乃賢淑夫又質良生男不肖者有之非夫婦之失情人倫失序事有不備者良由公始不能善邮胚胎之氣妯娌不興矜顧護愛之理氣胎涵養宜在沖和沖和者同其天地之寬量応乎四時之運行妊娠之間懷育之次但常令孕婦樂以忘憂不

作怖畏亦無恐懼飲食有常起居自若此乃以順其中而全其神以和其氣而益其脉是與調而助之扶而補之何患胎氣不安生子不偉所謂婦人之性自來鄙吝肉由暴觸以動其氣氣動則傷血血傷則損脉脉損則胎氣不固胎氣不固其子何宜愛子者宜順保其胎氣調婦者宜勻和其血脉然後乃曰得其所哉況夫人生清淨與天地以同原性稟真常合陰陽而假質母懷精血成形夫抱氣神為子何由聰慧蓋為母性彌寬所以智能乃值父精廣愛亦有鄉相起自犁鉏乃是室家相從意同道合至誠禮貌怡然一婦一夫淳謹愨慤豈在多媱多慾雖由拙見亦有至理存乎中矣

議通変

議曰愚謂初生嬰孩至於童稚血氣柔弱疾病危虛夫疾之在急不可倉皇醫之欲安豈可減裂至於垣年則可行有其巔險則防蹶醫學得中務令勝善良工進業業用在人通変為醫醫行存志志若通則醫不繁機能変則業不紊音問乱也通変者為奇得志者為妙古云心通方学通愚曰志変作良醫僕輙著此書殊無文墨但實雖則嘍嘍喋喋其意乃欲使学者通変而已通者正理廣博觸覺咸知変者定明根源開發胸臆若只按古調理今人處用平方飲食坐臥不問饑飽労逸不使然其天時地利豈可不知犬吠雞鳴尤宜盡意春夏秋冬

四時有正邪之令，吐利驚痟五臟傳久暴之疾，所謂可以進則進，可以止則止，猶甚堪行即行，不堪行即轉轉其意用別當受識。是謂通變之道，聰慧之施，謀機策略，智度攻討，此乃兵家之權，殺罰為用。審察詳辨，診切視聽，此乃醫家之業。大概一切所為，皆由通變，惟有活人用功過於兵法。主治在乎通而知其變，此乃良工用心規矩。疑其變且智不通，此乃庸夫用心操執常運。其通而知其變，見其證而知其病，生死預決，危困不戕，斯乃上工之謂。順逆相投，利害相混，何由而通，何因而變，斯乃下客之謂。嗟乎！幼孩易得候變，我即因其證與候而變治之。或輕或重而作，我亦隨其輕與重而理之，通變之道如是。

而已

議難易

議曰天地陰陽尚有盈虧世人陰陽自致順逆失其調度者邪正相干違其安和者患災相反小兒一科古人云有異於常者為難然長幼受疾自是不同所有難易之言者非謂陰陽勝伏非謂傳變差殊非謂脉氣參差非謂臟腑虛實是以迷其證者悉謂之難達其候者摠謂之易無以難證而妄之謂之易無以易候而妄謂之難難易之別不出至誠窮理盡性為得之矣原夫醫學師範性參古風是必臆記諸家明文旨歸要說更須端的審察輕重較量凡觀兒幼傳變又不可執滯於古意亦

不可濫恃於常情搜羅盡善究竟周旋無一證一候留連於其間方可謂十舉十全之妙道者耶古人云心中了了指下難明小兒方脉指下易明心用了了其或不然悉閑蒙昧總有生疎前功俱喪思之掌切重負利害不可自逞寸能何堪稱奢家傳三世之業未果彰名蓋由滅裂用醫倉皇太急故有得失嗚呼既無深思遠慮豈有廣見多聞若求僥倖之功必害平生之福迂哉淺見寧保無虞性命相投豈可視為容易證候未明萬毋勉強學者幸詳察之

議參詳

議曰調理嬰孩一科天下之難事也且古從今著載大

詳其議世有賢能之士 未嘗廢業蓋此等方脉之術也
然其參習至理妙無它焉所謂審察究詳按考 備既
已定矣不為虛說夫苟瞑然取次應急相授 致謬濫
噫審者審契表裏察者察定陰陽究者究竟臟腑詳者
詳悉操本按者按明虛實考者考較輕重推者推詳前
後備者備準端的八法千心十全保命口無泛語意無
濫思脉無虛究藥無虛發凡有嬰兒先以視之為上聽
聲為次察脉又為次且 嬰兒所受胎氣未充其色白
其形萎其氣怯其聲濁 得顖顋音芦音信乃頂門也固實稍長
不任変蒸既於変蒸不備則形躰萎而不壯情性不舒
疾病無特不有初生之兒所受胎氣充足其色紫其形

緊其氣壯其聲清焉得頗顚虛贖稍長漸受變蒸既而
變蒸滿足則脉實形因情寬性緩疾病經年不作凡為
醫工專誠守業毋浪游毋泛飲毋傲恣毋躭執用之則
專專不以心浮泛違之則穩令其絕疑執而從機行用以明機變姦而致執
每依不可法則輊易設意無太過處性莫不及切須究竟毋太過不及凡遇
臨危赴急看候一見使人愴然者勿可徇衆而説但如
前八法明度而已若也視之為常聽之為妄視聽不專
浮泛致亂虛作實冷作熱表為裏壅為通如此倉皇安
得不有踈謬今述總要須當致謹參詳乃謂成全日用
善工者耶

議專業

議曰觀形看候察色聽聲宜究陰陽受于邪正皆由一氣生成之本一氣者先天應運造化鎡基稟賦不常故抱虛怯羸童作疾其在實實虛虛損益得中標本無恙過與不及以意逆之危為醫工須知表裏復審盈虧不和則衆疾皆臨稍順則四大悉正世傳小方脉書八十餘家究竟證候良方妙劑不過五十然其傳變形容諸證該千述萬各顯其長不得不錄是故醫家明理藥不繁勞乃知至妙廣博言章欲使學者通變而已大抵小兒得疾所受無過驚積冷熱療理不致散漫者乃為上工其候傳散斯為下客傳散者驚即作癇熱即成風積成痞癖虛作疳痢冷致吐瀉逆為嘔噦其證泛泛其醫

朧朧若不尋其源流漸入江海愈遠愈深弥開弥大上士治之未萌不待傳變中士治之已行疾作它證下士治之縱横或有得失盲者治之崢嶸无規法也用藥剷之規矩行道從之精專嬰孩無隱疾之情藥餌有反功之歎勿致矜哀乃招慶善矣

議審究

議曰幼幼方脉在乎參審推詳究竟盡善深明其理為得之矣不以意竟為務不以疑似為怯不以未用試功不以踈怠為向每一證無不審究古意及師授之肉每一候無不察度準繩乎善之理所見至良決定有於無可疑者方與投藥庶無勉強肆臆之為豈有傷大壞證

之害　或有之盖其減裂故也初生之兒審其胎氣少穩斷乳之子究六飲食傷脾離母之孩察其暑濕寒邪非角醫童覺其馳遂鬪力勞則傷氣動則傷神役則傷形飽即傷滯毋有四意醫上次焉若也順事致敬嬰孩何疾加之一曰調護謂調適其寒温護令不受邪觸春不怯凍秋不褻涼夏知清冷冬覺溫煥二曰保摂謂保嬌情所欲摂所經任之意乳須及時食無過剩糖無令飲戲勿令飢坐臥起止惟母當知三曰撫育謂幼則順其嬌痴長則變其情志撫之乃常存其神而知其躰育之乃安其形而調其性四曰鞠養謂兒長成宜鞠問之母令縱恣毋令忿暴毋令悖逆毋令頑慢四者窮理盡性

縱恣毋令忽暴毋令悖逆毋令頑慢四者窮理盡性可謂慈母之道凡兒初生之後出三日氣脉定已脫骿凡之難過七日精神全方離鎖肚之害越百日腠理特不致咳嗽之危千日外胃氣正不瀉青黑之粪又亦有四焉一曰和愛二曰順敬三曰謹訓四曰寬責和愛者不恣兒男口腹順敬者不聽暴虐嬉戲謹訓者至誠禮貌相持寬責者忠恕丁寧舉喻若加鞭笞呵叱不惟驚恐怖畏此之用狠彼之亦愚若也父子相尚溫恭相順斯為善矣

議同異

議曰合之則同離之則異水火之設品物之聚皆有同

異何可恠哉火之為煙所鬱則不明及其燄也由煙而明之水之為坎所壅則不流其滿也由坎以流之萬物有品稟出其境則異於常人事有尊卑合其道則異於衆幼〻抱疾不作傳变古今皆知言曰疳積吐利及其更也即作驚風痰熱未為恠異可以循其證候而療之稍或变常當審其輕重而理之茲則世醫務學莫執此端可否之意以盡其善殊不知疾作有同異之别其所受之常曰同所作不常曰異前件八證候中皆能傳之俗流不知其所以傳作即曰差異其實同差異所致當知所受在於傳变欲以暴急之間妄投圓散冷熱相互虛實相推表裏相隨陰陽相反亂於百脉觸於五臟迫

於經絡過於榮衛是故本證迹作它疾所發不得其名所療不審其理攻刼無端幸全性命即其所受乃謂恠異積證之中得疾差異甚多（差異者是積等証候所治不當而傳更致勿謂認異所受故也）癖氣之疾外候頗衆其候但於積病壞證而與調理癖氣亦然詢其源則應其端体其證則療其疾是以圓散不良陳疾病莫延久亡兒所受異疾蓋由失之明察苟或成人往往抱癈篤之疾者有矣

議根本

議曰夫人之生以氣血為根本人之命以安樂為壽元男即二八衛氣方正女即二七榮血方行天癸至將其氣與血始然父參年既未登即曰小兒然分形其名已

載自幼至長次第言之今之世法男年十五女年十三乃適嫁娶其道雖不應古其理在乎通情情動乎中男破陽太早則傷其精氣女破陰太早則傷其經脈雖成胎孕合育必虧兒生傴僂變蒸不備体作侏儒又或男子過於八八女人過於七七產誕嬰孩何足為善又或陰盛陽虧陽盛陰虧又或女因胎寒服藥男以陰萎餌丹如此為後皆不足與議非正論也前賢著述評較調理未嘗與究其源遠見分短夭利害由斯復見男女長成疾抱虛勞相繼而死者人謂傳尸或曰有鬼所致或曰有虫所作愚謂不然傳尸者傳受骨肉氣血之尸也乃是父精不足母氣虛羸而得之何更外有尸而可傳

有鬼致脉有虫為禍前件意義悉入其候雖則男女長大勿于勞瘵相承但稟賦受氣如花傷培似木堅植榮壯枯謝各由根本所致凡為人子無能自知況又恣妄於女年忽尓氣虛脉脫惟恨天命病家堅怨藥之不良無自責其根本不充所以然也

新刊活幼口議卷之一 終

新刊演山活幼口議卷之二

議虛實

議曰五行之為物各有輕重虛實得共之性生乎堪任之地資質自然固壯金之至堅隱生虛土質輕色淡火之至虛猛発堅木燄烈炎熾土有固滋水有盈涸本有岩石數十年之秀实者不得陽氣亦萎有之人之資質稟賦父精氣母血脉渾撲胞胎調攝鞠育凡兒變蒸之後其形可知是以顖顱未合筋骨柔弱顖顱青筋脉虛不栄顖顱常坑滑泄便〻顖顱腫起风痰不止顖顱久冷吐利清青顖顱虛軟癩痼不免顖顱匾闊暴瀉易脱顖顱喎長风作即三顖顱連額驚风易得顖顱未完怕

熱怯寒顖顖緩狀治氣不固顖顖動數神氣宿弱顖顖寬大受疾恐害顖顖者乃精神之門戶也閑竅之宗籥也上下相貫百會相通七孔應透五臟所籍泥丸之宮魂魄之穴氣实則合氣虛即開良由長大不可不合医者一見當知其可否用藥凡兒有顖顖未合受病沉重者慎勿將作尋常別思究竟從恐得共何况瞋怒妄投圓散此亦嬰兒悉悉者有曰医殺之說曷不謹歟

議脉氣

議曰天地造化萬物發萌之端其來有漸其根悉用其名則常其用則別夫人之種性所受胞胎含宏隱密生而未顕長而能知利鈍巧醇良狠戾者未與言論亦拙

有自然之理血氣身体假質於父母否泰苦樂稟賦於
天地故天地生我以資質相負且仁義在我以古朴淳
素壽夭貧富分之以時賢愚貴賤委之以命惟心惟性
乃忠乃神通達智慧之者不可得而言之漸矣其所言
漸者久矣知乎微妙之道寄乎清淨之室微妙之道乃
心脉之所生清淨之室係肺氣之所主初誕牙兒胃氣
未全其脉方行於大極五臟之脉心為元首一月之内
未有可擬雖形已具且脉氣方與天地同參血肉初共
人事相奪真邪離合猶如混沌初分自此乃曰脉氣之
漸矣其脉初行太始陰陽未諧自顖之下髮際之前齊
鋪三指但按其冷熱察其證候斯可謂脉氣之生漸且

微也百日之外脉気行之大初左右食指三節側看綫
紋凡気随所発作軽重攻撃而生至於五百七十四日
之外行於大素於脉応動於息有数高骨之間一指分
三部取之浮沉察之緩数可知冷熱虚実之理千日之
外行之四方遊於五臓外応臚頬耳花準頭唇口眼目
五色隠顕一気盈虧相生則平而善相尅則凶而悪又
其危困然後按之大衝大衝之脉在脚面曲陥之間其
脉定吉凶休復応指順息則可尚聲指或逆散可謂絶
矣幼々脉気分之有五深其究竟其次察之證候軽重
審之表裡虚実然後可以議薬得不虚設医工之良也
識較優劣而後知之

論投茶

論曰水有淺淵而可深山有頹荒而可林地有傾陷而可同物有損益而可珎茶有貴賤人有尊卑心存至理道究弗迷然其貴賤長幼嬰孩所患疾病異端傳變異證者受氣稟賦資質厚薄故也由是根不同而体不備氣不充而志不寧貴者則驕多賤者則勞盛驕多即壯胎而得之勞盛乃孕育而招之凡兒氣受之不足或范陰之有餘月期過滿或着承之有虧所襲剛柔而然化把虛実而已從生成応有別假造亦無遑察貴賤各体其根較長幼皆循其理凡療小兒非以一躰之謂不可同常之見所言投茶者或用投之于簡（的也）投之久練（純熟也）

投之窮研精粹也投之益後投之勝前良工用心之至是謂投藥之專若以重劑投于雛乳小也或以峻藥投于貴峻調嚴緊崇直不可混散而設造次而施合以通利者審問扶而下之當用益補者察詳按而調之孰謂迷妄之有耶所謂不可攻擊者曰虛曰幼曰嬌曰重不宜冒致者曰久曰閑不言所受曰冗用藥衆多曰競爭與攻擊復加之以母之情僻執也彌父之性急愚態也子之意頑不服藥也病之候難傳過壞語母之彌神父之遺祟如此人事曷可勉強而与労心枉冤哉不惟無補而反無恩觀其病家情意相順禮貌相傾首傾也功歸於我行著於先叩依先言所行是使信醫即愈重藥即痊用其湯劑得為之良者誠在彼此毋怨之之謂

也

議下藥

議曰凡調理小兒須先觀視氣色察其證候其或氣色有不正者（謂啼哭而致敵亂）即憑察紋診脉有不定者（謂久睡）即究證候其或證有壞候作變（謂前人攻擊有傷氣血或傷臟腑）即選良妙方藥以主之不及則無咎切不可大過若以意揣其疾盲投其藥深恐有乎淂共台云醫者意也審思前賢載述妙用無虞之意又參詳父兄師長教誨指示取舍可否之意又裁度自己曾經療治輕重量度斟酌成全之意三者既備可謂醫者意也如此究竟無不盡善眞大醫家爲用憑藥以治人所言下藥者臨機輻湊是也可以

下即下當下不下其候少頃則過矣不當下而下其證反爲已疾矣下藥之法慎勿躊躇若也思慮可否之間或反覆再四則疑在中有疑切莫用藥須當預察無大過不及之議既而定已投之决放非止利下之謂下又非於投劑之謂下下者有先有後或先利而後補或先補而後利或先扶表次救裡或先救裏後解表如此者衆舉、鴻而言之用藥得其中輕重得其所是謂下藥毋恣意毋致緩毋倉皇毋競利毋勉強毋疑惑或得或失利害有之利則僥倖以全其功害則盡世不可言也凡爲醫士用藥不可妄知不容無知不可執見毋徇衆見主醫藏藥明識俱見按脉對證心無斷弊道副自然

以應上古聖意端的篇章君臣問答語言玄妙至道而已

議行醫

議曰醫之爲字左七右八乃言表裏其下九畫乃云九道合之二十四以按二十四氣古人設意義理深奧蓋象於天地之間以応人倫之道与其成人之 夫為契論猶小兒氣脉微弱難以謂之醫蓋是七表八裏未全故云調理愚曰不然号不知其善用心者則奇妙純粹在其中矣兹說孰是經云醫者意也以意理之為得抗之為失得失之義於人禍福是以純粹之妙良工之能学者究脩行則盡心可謂善術之道凡見脉不若識證

議証不如識病識病爭如藥對小兒作疾多是無事歷家輕狂所以有乎得失如病人危篤但需其藥求速安愈醫者要須得中無有太過不及之害所謂醫之為功神聖工巧明其標本表裡陰陽參其盈虧經絡榮衛察平升降臟腑腸胃審其盛衰然後可以度其疾之輕重較其方之優劣行醫之功譬如彍弩發矢一視決中十全為工如此準繩可謂醫者意也若也覬覦僥倖勿謂醫之良工為福使之然也智者謂宜鑒戒之者不可偏有僕謂良醫福為醫士者乃醇乎醇者耶

議稟賦

議曰夫人皆知胞胎成形產育具相約以十箇月滿足

而生究竟至理即有二百七十日為定論亘古自今豈相間說然而就中虛計一月應数大抵九九為上八八次之七七又次之人生稟賦天地二儀之氣會合三才之道各得其九三二十七即二百七十日為正血氣充實精神固平為人具足相貌智性俱通八八者三才各得其八三八二十四即二百四十日生血氣蔭之不及精神有虧為人拙謬鄙鈍智意忘遺七七者三才各得其七三七二十一即二百一十日所受胎氣不足為人狂愚無志卑劣狼戾故也其間或有大過不及之者皆失其正數大過即氣血蔭之有餘不足則氣血養之無逮夫人得中之道以為純粹陰陽得所剛柔兼濟氣

血相和百脉相顺所以生人心智益通精神俱備腑臓充實形体固壯醫者一觀嬰孩顖顋斯可知之未周之兒顖顋固合睛圓一作黑神清口方背厚骨髓滿臍深肚軟莖小卵大齒細髮潤声洪睡穩此乃受氣充足禀賦得中而益之一周三歲之間其顖尚大其顱虗臏額前作坑口闊神露胷高骨細髓削臍突髮黄齒疎卵小莖大气促声散皆由受气不足怯弱得之驚悸易得智性難通父母愛惜良工必憂不以貧富貴賤之所生但賢者當以告之若也愚嚚之人寧不投藥稍或荼刀不及反言医殺之大凡初生孩子少具精神者良由夫婦之情未諧適心未綢繆且喜且驚神不和悦將来得其所

宜樂則情濃動則情興懽則情思交則情極深契其意
重義其心生男必溫生女必淑斯可知淳和之至如此
是故醫家不可一槩用藥宜斟酌輕重比附推詳度究
可否不至恣妄文為虛設以成重害參審得失之議尽
善尽義応機而已

議辨理

議曰古今天下同議者貧富貴賤是也所產男女自幼
及長總曰小兒然幼幼有牙兒嬰兒孩兒長曰髫童丱
童稚童殊不究竟富貴之風貧賤之辱二者人情間於
中道混而言之蓋胞胎氣血之不同故以辨之貴者富
者風化同途貧者賤者門列一等所以禮皃相遠日用

致差雖有少殊宜審其偏正妾之子有任變之者度其親疎把繼
之子因人親生視之乃為一等矣中等常情之家礼皃未虧日用淂過
者又有大過不及之説夫人之運神發性惟心不可役
心役則気耗気耗則血衰血衰則虛自此始肖堂不寒
而且德心室不足而且虛原夫精元假之為胚為胞為
形為骸胎質藉之乃気乃血乃乳乃脉貴富生子順養
撫育之有餘貧賤生子調攝固愛之不足有餘者大過
之謂不足者不及之謂也大過則傷之不節不及則復
之共時不節共時皆生病疾寒暑冒之或表或裡冷熱
攻之或脾或胃所謂審度淵源醫者必須知之貴富生
子食之有傷於不精寒之有傷於大燠暑気有傷於风

凉泉流有傷於水冷腸胃氣血柔而不剛使之然也貧賤生子食之有傷於不時寒之有傷於凍餒暑之有傷於煩躁脾胃有傷於湿臟水穀下分腸胃氣血壮而不堅使之然也父母不自貴受始禀氣虚謬况貴子懦弱者耶是故胎氣不足血脉蔭籍之有虧良由男方剛情興造次其節兒生之後牙嬰兒固同將護有乖飢飽寒暑勞逸之不同又於變蒸之時有傷於氣血及至立行之時有傷於筋骨由是撫養之其情鞠育之不意調度之不宜將理之無法故易得其病、易得虚、易得壞、易得失貴留之子疾之反是也未寒先衣未熱先凉未食先飽（未至食時 餘食過膈）未眠先睡、之恣晏食之過膈寒之重飲熱之就濕故易得病病之未虛強食令之虛脉氣未壞強茶為之壞学不究則不精甲不専則不妙矣若執之得法妄之為要端乎圓散不良智者吁哉

試料理

試曰大凡人叏處性愚曾用心狠戾者不可以学醫師不擇善禍難逃跡其或秉志怯率為性懦弱者亦不可以言茶素問有云人如舟也藥如水也水能濟舟亦能覆舟一圓一散對證盡善起活危困未足為奇一有共剥壞遂傷候且過在再其智拙鈍非端茶也学者讀預究其純粋施其精研魁效斯時以副規矩不可得而述

者医之良工也　夫医之用药将之用兵古人亦有言矣
且如善医明證良将得策药能胜病卒能守城若也将
無計策医共証候病何以瘳城何以固今人皆知發药
殊不究竟表裏臟腑虚实冷热経絡榮衛投之不當反
為也害亦不可執用一方一药且大醫局四味理中圓
小柴胡湯之類皆大人藥劑所謂意到證見药無不驗
能者此理證候方药諸家所載無不応效但究竟不到
有乎得共尽由　攻乎異端涉獵繁雜智性　不專事在狂
簡確实与言更請思之

滇山省翁活幼口訣卷之二

新刊演山省翁活幼口議卷之三

議調理

議曰医者調理其意等差參詳虛實之宜究竟緩速之理若明疾之輕重當察病之淺深為其所患傳變稍重證候稍逆直取其功而全其效者医之良工可以扶持循證解利寬緩服藥次第瘳愈毋令加進尅日安然此乃善能調治譬如水流就下逆滔違疾澄則自清渠則自潤狹則自湍岸則自瀉洄淌漩洑灘瀨奔流者乃自然而流不可得使之然也脉氣之流行遇冷熱寒凉風溫燥濕亦由水之就坎也調理謂疾作尚未傳變氣行在乎怯弱膊變即循其法度怯弱即緩與扶持是以調

謂守節理謂有序節者無太過不及序者已得其所宜然後謂之理無太過不及可以謂之調調者而有度知度而在於形容理者須可法正法而全於規矩譬之絲不及絡頭不得梳斯皆乱也絡之取其條直梳之析其通解無毫髮之遺有純復之慶者誠謂調理之工也夫苟以危而用急見愈而用緩者乃共度也斟酌權衡勿隨偏遂先約其輕重察其進退荣与病勢相參病与圓散相及医自意設智与医同荣与疾諧疾用荣等用之無怨何慮疾不瘳病不愈哉嗚呼学者理切勿恃其自能執其偏見事有優長須預学問尽心而後已

議傷悻

議曰老矣見孫長大方子不惟驕恣之甚復加愛惜傷
天不任用也聦思既濃於令咀嚼火閤既焌於令欲酌
卧蓋重衾於令衣著撫拍顧愛掌衣裹作以手掌託衣服裹拍皆引凡疾
指物言虫驚肉戲誰莫覷廟負心情悶煠乜坐放手我
咲渠惡欲令喜咲腦肋指斆門非仕宦莫与扎脚年不
及時莫當梳掠表裏無恙莫頻服藥戲誰之物不可恣
樂刀斂光具勿可与捉莫近猿猴傷志也莫抱鵪雀損脈也
抱男觀書抱女觀作女工作也男方学行勿令綽略兒方学
語勿令揮霍會坐莫久腰皆卻卻行莫令早筋骨柔弱
惡莫与顧善可与学順時調慣自然安樂雷鳴擊鼓莫
与掩耳眠卧過時須令早起飲食飽飫須當戒止非時

莫衣常食莫美羔蔬宜淡滋味醲厚夜莫停燈晝莫說鬼睡莫當風坐莫近水笑極与和哭極与喜智者當知撫育至理

議食忌

議曰溥天之下產育既同將護之因有所不同者貧富之謂欤然富与貴飲食臥具有益於兒母貧賤又何以言之古人有云病不服藥謂之中医正如此說外護寒邪內節飲食審物順時何疾之有前云富与貴傷其大過貧与賤用所不及然不及之意乃与中医之言得其所哉且如变蒸之候數至其時溫熱有作令兒漸固舒展筋骨生長百脉和順経絡自然之理何必加藥凡兒

漸長必漸飲食東西南北地產果蔬田種秔稻山有粟
麥野有蕨筍魚有溪池太有清濁人之所生隨土地之
所宜飲食亦隨其所有南人不堪食北物以麪為膳以
東為蔬北人何可食南物以魚為菜以詹為飯詹城米近
海瞰之鹹鹺居山食之野味北果多涼南果多熱東果
多酸西果多澁豈宜多食五臟六腑強納疾病生焉凡
小兒心之有病不可食鹹肉肺之有病不宜食焦苦肝
之有病不宜食辛辣脾之有病不宜食餿酸腎之有病
不宜食甘甜蓋由助其它氣而害於我也蓮子雞頭能
通心氣石榴餘甘大澁腸胃乾柿甘蔗泌能益肺蒸藕
炊豆於肝宜利五味唯棗五味子是脾家可意肺病忌食灺

臟鵝鴨魚蝦滷鹽羶腥鹹鮓之類脾病忌食生冷甘甜
包氣之物謂饅頭包子餛飩鴨卵肚臟夾餅皆包氣之
物心病忌食心血髓背雞羊炙膊燒炒煎燻亦肝病忌
食肺頭肚豬雀油臟濕麪忘小兒不問有病無病並不
可與食腰子及肚髓心血令患走馬疳候蔥韭薤蒜荽
藠亦不可與食令兒心氣壅結水實不通三焦虛　神
情欲昧飛禽毛雀不可與食令兒生瘡癬瘑疥煩燥遁
悶鮭鯗蝦蠏鰻鱔螺螄螃蜆之類不可與食令兒腸胃
不禁或洩或痢或通或閉食甜成疳食飽傷氣食冷成
積食酸損智食苦耗神食鹹閉氣食肥生痰食辣傷肺
食味淡薄臟腑清氣乃是愛其子惜其兒故與禁忌若

也恣与飽飫重与滋味乃是惜而不愛憐之有傷以至丁奚癰露疾作無辜被療無門悔之不及育子之家當宜知之理宜戒之

議賞善

訣曰信夫執術為医荷術至重其或輕舉有乎得其精共其理知盲索途迷事致蹉虞嗚呼斷不復續死不復生哀哀之誠誰為罹數當知医家一門上古聖賢測天徵道詳氣四時逆順陰陽否通表裏然後察之五臟六腑三焦百脉究竟標本盈虧參審絶生變動代謝榮枯流行注厥如此知義少契古風然有僥倖侮謔狂暴輕欺者衆矣僥倖者恃其時運以誇盼侮謔者以道之亨通

而慢易狂暴者不能務本以從師輕欺者肆意妄執以
為是四者人事何嘗博古窮經明心盡性者祈医之務
業其道有四不可遺其一焉行之惻惻施之為惠存之
周至受之平等惻惻者每務仁慈消患者常加覺護周
至者運用無虧平等者勿論高下如此推識稍入医學
之道若也縱恣身心嬉遊妄作及其訪問臨時檢束以
齊規矩斯乃自敗之端殃積于後野花數年江湖抱術
治人親見同道各有躭僻終不為良或好寵狼或貪侍
爽或網或釣或射或獵或謳或飲或歌或舞倭遊花衢
狂穿柳陌或習弓弩或縱鞍韁或樂煙粉恠詞或悅風
情可意此亦用心不常僻性詭異濫稱医士得無訴乎

其實非詐其用以誑凡百枉究縱涉狂倹須知医家者流遵九道脚伸鑒誡犯者貫己為幸志在前賢聖哲無時不習者方可謂良医受道之職也果能守之以道分之以安天地副焉神明欽焉

敘錢氏方

敘曰晉朝有医工錢氏諱乙設方用茱明證識候直究竟嬰孩臟腑令熱表裡虛实傳变頃取其效正所謂医孩童之意準繩法則之道如此後世歆以及其議者蓋閱如也往〻誦錢君之書記錢君之某〻錢君之意旨〻未之聞也愚詳其意往且直其說劲且銳其方截而良其用功而速深達其要廣操其言方世不可擬其妙四方

皆可遵其說凡八十一家着谷述精通莫若錢君智意
魁效究竟不労再三亦無中道而廢門人閻公編集未
異錢君心服。想計恢洪純粹妙理希奇紙。筆不可得而
録者耶時有高見之士一。悟錢君意旨。豎之与業。規矩
法度無以異錢君。運乎中頭乎機。而自然造化者。莫之
能語也。良工妙用。信乎野老之言。毋曰管見。後之学者。
尽心討論必有深著於胸次。且德義於人。揚名于後世
之道。不亦宜乎

敘王氏方

敘曰小兒方書世傳有三王氏東漢作方論二十篇今
家宝是其或大同小異往々好事作德君子刋施濟衆

就乎增損者有之大抵其言有序自微至著其旨有啟
自隱至顯語括周遍事無繁述參以數十名家比較優
劣始知先生藥用淳和方排繼續考之而取其功寔之
而效其疾斟酌升降以和為用其意在調理盡善之家
也雖然後學之士治家之子檢閱披餌或有不當毋至
差或致害其書故得家宝之称夫良士用心妙理活人
醫之与藥猶若權衡權衡者法之一端也參究均乎考
較定論循方以応脉有餘而不索王氏之書乃切切方
脉之規模習小圓散宜可追此如大人疾患有敘和脉
訣考五行有珞琭子命書學六文有火珠卦文知貴賤
有人倫風鑑相法如斯小術皆名家所集詳辯以為上

首冠諸妙義得毋枉究虽然各有廣要篇章終不遠越
而在總歸非曰訓童發蒙之謂蓋老足欽至妙之道也
已

議張氏方

議曰宋朝徽宗太子壽王聰慧幼時常發癇疾諸大名
医莫之安愈時有草沢医士張渙挾盍賃茉于都下召
之入内用茉即效官至翰林医正張氏北人也留方五
百有餘逐病叙説深参其要近傳于世目曰張氏妙選
四方士夫樂而用之殊不知南人得病以北人處方自
是道地相反意訳不同所謂北人水気故南人瘟疫盛
地氣天時使之然也北人水氣盛々則就濕々即与燥

之南人瘟疫盛〻即作熱〻宜發散更加燥熱之葯病
熱傳作它證葯既不宜疾何能愈夫幼童陰陽稍偏表
裏固同臟腑怯弱豈可以熱制冷以凉止燥其說證候
可以循簡述論頗有優長然其方葯初使人疑之次復
惑之或有不當必與悔之曰南人用北人方葯是不知
之學者參究盡善不必滯方如前有云意與医同葯與
疾諳方可投之若也據乎云〻而用之者斯謂愚医不
無妄投其餌在乎得失須當審之宜其察之

議幼〻新書

論曰調理嬰孩小兒上古黄帝未有言著鬼臾區云謂
小兒受疾令是一門故不載入素問始自巫人顱顖經

篇章三舉自後智者繼述本末世傳諸家之善綜進詳要旨證準繩之者凡八十一家近世湖南潭州周宅廣收其文專入編集目曰幼幼新書四十冊僅數十万字排列名方似涉繁碎犹如元帥要退伏兵欲以一箭敗陣乃定太平彼時求選一夫善射急於百万軍衆皆張弧矢以待比較優劣臨機對壘就敵之勢不可得而用之奇正退其潛伏犹豫再三乃非良將者耶臨時檢閱審較可否考其效驗正由渴而掘井鬪而鑄兵不亦晚乎學医之士若不究竟胸次了了肘後簡徃直截扶危之功若也取次緩慢智意不速徬徨之久出不得已肆意而設自不知慙而且愧有如馬服子强戰無不

聰

孫子曰上兵伐謀可以比喻良医用藥何異良將用兵
医無智則不可行將無謀則不道者猶犬馬之夫難与
言其至理焉能以知其道若夫文武医卜農工商賈行
之以礼務之以本議其道者無不貫之矣執医之士不
明是道妄恣苟簡必有利害於其閒斯乃何亦之流溫
恭無佞直節有規方乃謂医流之士明道而見之達理
而門之良由務学則聞聰。聞須知識々知則專誠々專
乃通性々通則明道々明則任用以副自然所謂常山
之蛇擊其中則首尾俱応医之亦已處用得中無不応
節斯乃謂明道之理如此宜乎究竟而已矣

演山省翁活幼口议卷之三

新刊演山省翁活幼口議卷之四

議初生牙兒證候序

觀夫男女以正夫婦遵乎德義合乎陰陽以運生成之理者順乎天地之性應乎四時之令榮衛流通潛虛得數是故胞胎含蓄血脉造化豈能逃乎玄元網紀哉所以得其正數者愚魯之為能失其正數者富貴以為慧皆涵養各由本質故賦之有利鈍禀之有虛實賢哲明智庸野鄙陋皆共由之斯可知矣今之孕婦懷胎保以為常飲食不節起居不宜未誕之間勞役衆若男子視胎以為常恣其所欲任其所施頻授觸穢所以兒生之後百脉致虛三焦不順関竅不通榮衛不和者初生之

間便作痰患怪異多端不可得而詳述今舉二十有六證候槩而言之智者察之審其可否比附與之療理助其榮衛調順經絡得宜而已

議初生牙兒證候二十六篇

議呵欠

議曰呵者即張口而又合之欠者謂神不足故名呵欠非是痰病初生牙兒多有此作不足怪訝錢氏有謂呵欠遁悶良由胎氣怯弱榮血不壯衛氣少順即不蔭心血不蔭心則神不守神不守則呵欠遁悶無他愧也古方有朱砂蜜法用煎人參湯調和飲之者不若定志圓五七粒麥門冬湯化開與服至妙也

議伸舒

議曰伸者突其胷堂展其氣脈舒者引其頭頸直其手足努而作之良久復作初生牙兒多有如此亦非病也良由母懷胎胞起坐不得寬展或將絹帛兜束肚皮或緊襠褲勤縛大緊或臥已盤旋或睡不轉側是故偃傴胎囊氣失舒暢降生之後自然如此老傴知與挼揉未知調之百脈宜將五木湯浴之功效謂用桃李槐椰皂莢各取枝煎湯候溫與浴仍與觀音散少少與服效且妙矣

議噴嚏

議曰肺之氣壅腠理不通外感寒邪或已傷風閉竅閉

塞鬱鬱于中及至噴嚏方有少鮮不能發散漸入胷堂逆生痰熱痰熱既有即加之咳嗽輕則氣促短急重則驚風搐搦搐搦之利若在初生尚云不可宜與消風散服之咳嗽宜與金沸草散人參羌活散二藥皆和且順雖則嫩弱服之無恙其劑溫純化痰利膈效之至矣

議臍突

議曰胎乃育形臍乃根本胎氣固則形體壯肚臍深則根命長受氣卒遺形養臍突凡兒斷臍利益漸長漸深吻乳調和愈固愈實是血脉之相順致形体之相資初生之兒有熱在胷堂則頻頻伸引呃呃作聲努脹其氣抑入根本之中所以臍突腫赤虛大可畏無識之夫將

謂斷臍不利而使之然者非也臍斷不盈尺一臘之內隨其根蒂自腐實者深之弱者淺之深淺之理以其稟賦得之此乃良由胎中母多驚悸或因食熱毒之物有作宜與大連翹飲子其熱自散其臍歸本不必以藥傳之恐毒傷入為害醫工當知之矣

議夜啼

議曰王氏舉水鏡先生云天蒼蒼地王王小兒夜啼踈客堂又云啼而不哭是煩哭而不啼是躁無辜賦云夜多啼而似祟凡初生兒日夜煩啼真如有祟或謂熱在心經藥與踈利或謂寒停臟腑與服溫煖醫者察而治之乃善也昔兒啼哭冒堂仰突首反張嘉灯者心經有

熱宜疎利服三黄圓或洗心散加灯心麥門冬子良若兒啼哭頭低身曲眼閉肚緊者臟腑留寒宜與温之胃風湯加黄耆煎效若不識證候但以蟬蜕二七枚全者去大脚為末加朱砂一字蜜調吻立效

議口生瘡

議曰嬰孩口舌生瘡乃心脾受熱流沫煩啼盛則不乳妙藥良方已載于後然牙兒吻乳之初口内生白煩躁驗人者莫知其由將謂神祟使之究竟其理母於未誕之月恣飲酣酗貪食肥臟熱毒胎氣所受其兒脱胎之後所襲熱毒之氣悉皆散出于表舌係于心唇于于脾所言心脾熱是也欲以下其氣未可利臟腑但以吴茱

黄末米醋調傅脚心移夜即愈藥性雖熱能引熱就下其功至良又有心肺熱者瘡潰顋額初作數點胭脂紅漸散班駁如丹加之身體有熱連翹飲主之但禁火氣餘無恙矣

議身體熱

議曰嬰孩變蒸作熱按法應期三十二日方初變又三十二日乃作蒸所受相參有造化之令者脉氣得之煩助也其或大過不及所發變不應脉蒸不順時榮衛逆之流行臟腑夫之安益胎氣蘊伏誕降傷和兒與母俱勞其神脉共身總受其熱善調理者循其法度調而理之法以度之七日之內初生冒弱不必加餌少頃即愈法以父母各呵

兒顋七遍父先呪之曰爾爲吾兒順適其宜我精我氣受天弗逆陰陽綱紀聖力扶持薄有違令隨呵愈之急急如律令母復呵呪之曰爾爲吾子胎氣充汝我血我脉母艱母阻萬神唱生有福爲主稍失調度隨呵而愈急急如律令次煎葱白玄参湯或五木湯候温浴立效

議血眼

議曰胎氣充足兒將分降胞囊已破先行清水其兒旣誕血即送下緣由胞氣煩漩轉側差緩其血壓瘀脏皆遂致濺滲盛則灌注其睛不見瞳人輕則外胞赤腫上下爛眩若投涼藥必寒臟腑宜與服生熟地黄湯流行氣血或用杏仁二枚細嚼乳汁三五匙臟粉少許蒸熟

以絹片包蘸頻點功效重盛者加黄連朴消最良

議卵腫

議曰外名膀胱内通腎臟一處承受三經所傳其外腎冷熱皆由心氣主之心經有熱熱入小腸或赤或白或淋或澁心經有寒寒流膀胱或祕或疝或腫或光凡兒初生兩箇石子俱大光浮名曰卵腫一邊差大名曰偏墜蓋由驚氣所行傳受于中或母懷孕驚憂之氣不散胞胎之間兒亦受之所以生下便有卵腫外宜黑散傳之内用清心順之黑散者用黄連黄芩大黄黄蘗等分燒留性為末猪膽汁同蜜調傳之立效清心以犀角地黄膏與服若有熱大連翹飲宿夜安定晨朝慶之

議蛆瘡

議曰初生牙兒至於長大三焦四體五臟九竅皆持全功不作瘡痍者元因良婦善護胞胎不貪婬慾從己受胎至于降生更不交侵男女寶幸其兒氣血相參榮衛相順臟腑自和皮膚自滑一見兒孩肌膚頭面斯可知之矣嗚呼為人起根成自一點不净之物處毋胎中漸數形狀臨產之時真智相投以隨業力而生其有匹夫匹婦何以知其至理恣心合意即於臨產之月尚行房事以乱其氣以傷其脉以耗其神以敗其血兒生之後遍身痍潰滿頭瘡瘍精神不爽啼哭煩躁並是胎内所受以穢觸净以邪于正賢士明公不言而唯愚魯鄙野

豈可告哉謹書請鑒 切幸聽之

議鼻塞

議曰凡兒稟賦胎氣充實三関九竅五臓六腑内外呼吸上下貫通流行百脉正順三焦者皆由所恊元命自然之氣也凡産牙兒三朝五日六晨一臘忽然鼻塞吻乳不能開口呼吸者多是乳母安睡之時不知持上兒子鼻中出息吹着兒顋或以水浴洗用水温冷不避風邪所以致兒鼻塞宜與通関膏傳之消風散服之或有驚悸作熱杜薄荷散與服通関膏用白殭蚕猪牙皂角荆芥香附子川芎細辛等分為末

議聤耳

議曰凡兒胎氣不充實閑竅不通利蓋由稟賦不足胞貸有虧臟傷腎經腎為根本水之一數也外應耳孔或去水入耳或曰乳汁入耳較之即非兒生氣脉根壯臟腑固實雖水及乳入耳必不此作自是氣不充脉不實使之然也兒無補腎之方但清心肺而已初生之兒而有作尨甚重也卒難療理用藥傳糝少愈愈而復發至于過周與服黃耆白茯苓人參白芍藥川當歸熟地黃甘草等分作湯劑以固其内内若固實不必糝傳亦自差愈糝方用壁上蜘蛛一枚瓦上火乾坯子白礬腦子麝香各少許同研令匀雞羽引入自愈

議便血

議曰兒生七日之內大小便有血出者此由胎氣熱盛之所致也母食濃酒細麵炙煿醃鹹等流入心肺兒在胎內受之熱毒亦傳心肺且女子之臟其熱即入於心故小便有之男子之臟其熱即入於肺故大便有之血出淡淡有似坯水盛則其血加鮮凡遇有此不可它藥盡以生地黃根研取自然汁五七匙一二匙蜜半匙和勻溫溫與服移時安愈男皆効不請醫甘露飲宜莫與服不必地黃黃一無恙勿自忘投圓散徒咎矣

活幼口議卷之四

活幼口議卷之五

議發癰

議曰母患血熱兒在胎中受之其血亦熱母氣壅兒在胎中受之亦壅幼氣壅聚在經絡臟腑之間積滯不散毒氣相交内不通利即從外消外無能消其血與氣壅在一處多是生背膂或脊膂脉腫大如拳紅赤似血其兒本軀是一塊腐血又加生塊壅毒卒未能消醫有何法若述之士全不勞苦以鍼矢熨柄取次攻之十不得一外傳用朴消天南星川當歸秋芙蓉葉黄蜀葵花乳香木鱉無名異其壅已熟即研白丁香少許津唾調傳菉豆大良久破潰膿血迸出宜先與服托裏排膿消毒

散熱藥宜用生甘草瓜蔞根苦梗桔梗北枳積川當歸綿頭滿芦錦紋大黄等分為末服一錢七煎熱與服以利為度尅効万一不可荒乱意欲速消以悪毒草藥致咎難保苦哉

議撮口

議曰児患諸風疾傳入悪候至於撮口病致危急凡有臍風撮口胎風撮口鎖肚撮口弔腸撮口卵疝撮口應病悉入成風風入心脾俱能發作夫患在撮口者皆由結滯于中于及腸胃閉不得通氣不能化腹中滿脹肚上清筋撮口不乳証狀不急若不速與利不無因救療醫工若將撮口以為常則候傳入豈可投藥應患用以

真珠天魔利之総通疾去氣　和兒活用者敬信而已

議合散

議曰胎受已滿產降必全盡一氣而包養開九竅以通連在乎十月之中形骸已具分免庁時之内谷道無穿所縁見在胎中七孔九竅若不通利如何四体百骸而能生長期由熱壅所致肺経之極結于肚口閉兒不通降生之後無腹滋潤乾燥之合若投寒凉之藥愈閉不通若不温平之藥而又不通即是兒氣不順腸日月虚澁谷道乾燥閉合可畏方不詳載藥无驗速至於此等究須當以物透而通之金釵為上玉簪次之蘇合香圓内入孔中九凡刺三寸許屎出為快也曾見肚門肉合

小便通利大便至死無能通者愚鄙燒火筋刺之事出不得已既然內合決無奇方試以金玉重物刺之尤勝火筋智者别有妙法請著其後以濟衰若宜哉又有初生胎熱一二日不通者與脹洗心散以通為度四順飲加荆芥煎亦良

議閉小便

議曰小腸乃心之府也水實流行隨其氣而利之心氣若塞小便不通心氣若冷小便多洒（音謂洒鼓称也）心氣若寒小便多旋心氣若熱小便艱澁心氣積熱小便白赤（先赤而後白者是）所言閉小便者依謂下結腹肚脹緊膨滿不通其結熱盛用力努旋點滴而出乃是閉不通利于心疼

痛精神昏悸速用生大地龍数條蜜少許研傅並卵仍燒蚕蜕紙灰留性朱砂腦子麝香同研煎麥門冬燈心湯調與服移時見效

議盤腸

議曰氣和乃升降安樂之由也氣逆則壅結疾病之致也幼〻有患盤腸非暴所得元由氣鬱積久不散榮壅衛結五臟六腑无一舒暢其氣乘虛發作衮流上下築隘于腸胃之間有声汩渌連〻而設如猫叱悉視之不忍何以所堪差乎一身四大無主又有吊腸一證寒氣壅結内不伸舒雖不引氣鼓動臟腑胷堂與臍上下吊促躬曲傴僂就忍疼痛二候既作駭醫驚眾然俱氣所

恚受發不同盤腸宜以匀氣散加沉香煎服之無不愈弔腸當用真珠圓加以沉香乳香煎鈎藤湯送下微通即痊然後更與調氣順助根本方佳勝也

議咳欶

議曰欬嗽屬肺經所主肺主氣外屬皮毛腠理凡諸牙兒嬰兒曰夜切與保待母令風吹腦顖皆腠致使肺受寒邪欬嗽不已作熱多痰若被風吹即曰感受次第傳之五臟虛處即任所入蓋初生兒氣微易得傳變良由頭動五臟有傷和氣五臟不和三焦不順故有傳變是以我生於一腎水也腎主虛邪生我在五脾土也脾主食吐逆虛痰四肢唇口我生於三肝木也肝主風癲癇

眼目剋戟即二心火也心主驚恐悸頑涎血脉臘臉其嗽傳受或吐逆或痰涎或厥冷或恐悸至眼目兩睢黑紫如被物傷成重發癇右人云久嗽成癇謂藥力不及候已傳過難可調理預當告之

議哯乳

議曰產婦血敗者當下榮者化乳血下不盡母致其疾乳有不調兒招其病凡兒吻其乳有不到於胷堂氣滯積隘或冷或饑故以哯出或悶之無恙否曰不宜也久哯令兒神困力乏氣怯肌羸脾家若虛遂作癇疾及至成疾脾風定矣初生與周晬之兒胃氣未備穀食未登全藉吻乳快如無恙自然臟腑充百脉順肌体壯神氣

清幼々失乳如人絕食々為根本資養性命豈可絕乎乳幼本只柔弱血氣輕微臟腑淺薄根基危脆豈可失乎乳之若失乖繆甚多乳之若絕性命難保其或母用性不順則氣血亂氣血亂則乳汁不和乳汁不和令兒哯逆宜其速與察理若作尋常必致害生小沉香煎及盐菽圓兼與服之當飲其驗乳母宜服霍香正氣散加枳朮至良

議自汗

議曰血不榮則神不備氣不衛則脉不充理其血用和其氣安其神用調其脉陰陽均乎氣血相參百脉順流三焦五臟自然以益其体兒生至周晬之兒不可自汗

自汗即亡陽亡陽即氣怯氣怯即脉虛脉虛即神散神散即驚風作驚風已作搐搦施為醫者失之究竟血不氣不衛作疾不輕為害必大禍生起於微人事何不察庸夫反笑之曰自汗豈能成風癇耶愚曰渠莫知其所以然者非栽交也牽此一端虛以類之智者應有諸云觀其瀾而探其海知其末須明其本通變之士審乎得失是〻非〻不離乎中裁度竦謹而後已察礼幼自汗切勿止之方用白朮一分小麥一撮水煑令乾去麥為末煎黃耆湯調與服以愈為良若以止汗反為閉氣作熱煩躁所謂氣血相參則汗自止矣

議自利

議曰自汗不利者由血不榮虛于表也自利無汗者由氣不衛虛于裏也其或有自利亦自汗者榮衛俱虛也凡為其人止藉血榮氣衛扶育身体血既不榮又氣不衛裏外不相參上下不升降閉塞不開通經絡不調適榮衛不循環臟腑不充求且醫工何以良餌則性命何以保恃究竟在始醇全韋之良由水穀不分自利腸胃怯弱自利臟腑不和自利冷熱相制自利陰陽不調自利榮衛不順自利前件自利皆由氣虛得之初生幼幼忽爾自利者與順榮衛平調陰陽制其冷熱和其臟腑分其水穀生其胃氣則內外充實何泄利有作宜以參苓白术散加以車前瞿麥姜棗同煎更量虛實加減

議哭無声

議曰鐘鳴声大淵遠流長形處胞胎之中受氣充足水火兼濟心腎不虧耳目兩竅相通大小二腸相佐所以發声清響洪亮者根固本壯稟賦充實而自然之理也初生啼哭發声不出啞々而作噤々而為其或短歎上下氣不相乘醫與果訣云此由胎氣不足何更投藥假使成人父母不悦吁哉根本不壯何須藥餌如果本之萎水奚宜也古意速用父母呼呵及以葱熨令声發越雖然妙理參緣目無根本產子育兒當知其義理哉

議視无情

議曰天地清朗萬物咸明一氣盈通三元克備人之受

胎應數降生之後不以貧富其子皆致精神全氣脈壯視听欣嬉取與喜怒周晬之間於人事情懷意旨憮吪以知其逆順方可謂兒孩性識之本也其或周晬已過不認名不猥親常、然顏蹙容喝臉含啼東喚西向南呼北面其坐若木其臥若尸其行即蹶其立用擬筋骨氣脈柔怯虛弱食不辭飽渴不知飲若也長成慵蠢必有知此胎氣於數不足者難保千日良方妙劑不謂此說醫宜察之學宜究之

議反身張目上竄

議曰此等證候係驚風惡逆所發初生三五日之間便有舉目上竄將身反張然其非疾所作情實驗人凡醫

工必作驚風療之其候非也蓋一所由兒在胎中受母飲食熱毒之氣蘊在冒堂誕下三日之前宜與黄連去熱膩粉散毒古人預計利害其又與人參朱蜜湯皆清心肺積毒既化兒獲無恙若不如此所生箇箇反張上竄或有死作之者鄙婦不因食啖熱毒之物何可怪哉或投驚風涼藥亦愈但項明其所以用藥智者裁之蓋一不由驚風所傳幸與詳悉

議乳失時哺不節

議曰物萌失之灌溉長必萎焦兒誕違之乳哺壯必怯弱大凡生成之理合乎中道者以應運化之宜也夫人失乎正礼者乃違玄元之数也凡兒在胎則和氣養之

食不及乳乳飽即不食無致剋也雖食無乳禍害生為是故乳不可失時食不可不節乳失時兒不病自衰食失節兒無疾自怯乳者壯其肌膚食者厚其腸胃所謂乳哺二周三歲則益其脉今人未用奪其乳入月恣肥甘豈不致疾傷害孰為吁嗟

演山省翁活幼口議卷之五

新刊演山省翁活幼口議卷之六

小兒形證訣歌

初生牙兒一塊血也無形證也無脉有驚當知是胎驚有熱當知是胎熱三朝綳抱未知安七日一臘古來說臍風撮口老娘来鎖肚清筋唇口撮又有肉邪客忤兒不乳一宵神自脫只將妙藥保安康良久牙兒命得活若知難救命須臾嫌兒指甲兼唇黑女子初生小便血正是胎中受熱得男兒兩目閉不開或患丹瘡俱熱極目閉丹瘡消毒良血出須用生地黄又有初生便發延或將向火或加綿神情不穩目斜視強直反張深可怜醫人若作驚風錯但只涼心便安樂須宜以許地黄多

更加些蜜神仙藥牙兒未周不識驚忌他声響不安寧
目忌月
目內半周名襁褓驚熱須當順变蒸三十二日為一变
六十四日為一蒸一十八次变蒸足方有脉自寸口生
变蒸未足在面部左眼大陽陰右處眉援上下俱是木
準是中宮鎮星土耳間屬腎常土虛唇口兩咩脾所君
面中臛臉屬心火惟有人中是肺都五行相生重却軽
若還相剋着工夫順候易理逆難療智不通兮性莫麄
心主驚兮肺主氣肺主風兮脾主味胃家不得冷兼虛
吐瀉下止驚風至自古皆言心主驚五臟六腑有驚名
心驚血散氣不復流入虛堂百病生肺驚喫水肺喘細
乾嘔無時脾胃肉腎候咬牙肝搐眼夜啼腸恐臉紅心

五心熱是脾招悸面青下白膽尘驚若在三焦終作渴
或入膀胱卯痛聲

脉指訣歌

小兒食指辨三関男左女右一般看皆知初氣中風候
末是命門易亦難要知虎口氣紋脉倒指看形分五色
黄紅安樂五臟和紅紫依稀有損益紫青傷食氣虛煩
青黑之時證候逆忽然純黑在其間好手醫人心膽寒
若也直上到風関粒米短長分兩端如鎗衝射驚風至
分作枝又有數般弓反裏順外為逆順逆交連病已難
又頭長短猶可救如此醫人子細看男兒兩歲尚為嬰
三歲四歲幼為名五六次第年少長七齡八齔漸論情

九歲為黃十稚子有病閑陽辨其因十一癇疾歸癲風
疳病還同勞病攻痞癖定為沉積候退他潮熱不相同
初看掌心中有熱便知身体熱相從肚熱腳冷傷積定
腳熱額熱是感風額冷腳熱驚所得瘡疹發來耳後紅
小兒有積宜與塌傷寒三種解為宜食瀉之時須有積
冷瀉須用與溫脾水瀉且與澁臟腑先將殢腸散與之
孩兒無事忽大叫不是驚風是天弔大叫氣促長聲麄
誤喫熱毒悶心竅急須吐下卻和脾若將驚藥真堪笑
痢疾努氣眉頭皺不努不皺腸有風冷熱不調分赤白
脫肚因毒熱相攻十二種痢何為惡禁口刮一作滑腸大
不同孩兒有病不可下不熱自汗兼自瀉神困顖陷四

肢冷乾嘔氣虛神怯怕吐虫面白毛焦穗疳氣潮熱食不化鼻塞欬嗽及虛痰脉細腸鳴煩躁譫若將有積與踈通下了之時必生詑孩兒實熱下無妨面赤睛紅氣壯強脉大絃洪肚上熱脉顋喉痛尿如湯屎硬腹脹脥肋滿四肢浮腫夜啼長遍体生瘡肚隱痛下之必愈世為良

指下脉訣歌

二三歲時看虎口更加中指按高骨浮即風生數主驚緊是癲癇洪作熱沉細腹痛緩沉虛瀉痢多由此脉初微遲有積魚虫盛遲牆元来胃脘迂四歲脉不在指端一指高骨按虛實五六衮轉尋三部平正関上為準則

七八稍移指少許九十次第分位取十一十二也同看十四十五三指覩小兒有病脉不多先定浮沉遲數音朔數音所沉遲為陰浮數陽更看面部屬何方青色驚風白虛瀉赤生痰熱黑難當黃是脾家疳積作醫人審度療何方

三脉五脉直說

凡看小兒初生至半晬之間有病即與看額前眉上髮際下以名中食三指輕手滿曲按之兒頭在左舉右手在右舉左手食指為上名指為下若三指俱熱感受寒邪鼻塞氣麄三指俱冷臓寒吐瀉若食中熱上熱下冷若名中指熱夾驚之候若食指熱胷堂不寬若名指熱

乳食不和

議曰半晬以上方可看虎口周晬以上看虎口兼一指脉若五百七十四日变蒸滿足只與看一指脉以食指滾轉分取三部凡言三部者非寸関亦係小兒三部面看氣色為一部虎口紋脉二部寸口一指脉三部五脉者上按額前下診大衝併前三部謂之五脉凡兒有患不屬悪候即不可與診大衝之脉其脉定生死之要會也其證候危悪故當診之不可看恐汚人情傷於不任用矣

三関指紋要訣

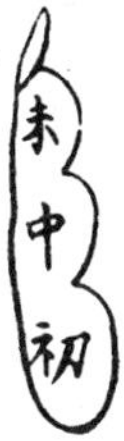

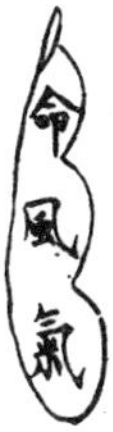

末關命門　中關風候

初關氣候

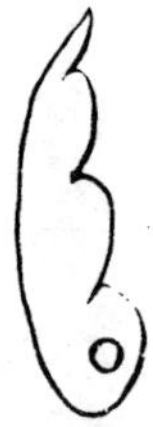

流珠形主萬熱三焦不和氣不調順飲食欲吐或瀉作熱或腸鳴自利煩躁啼哭

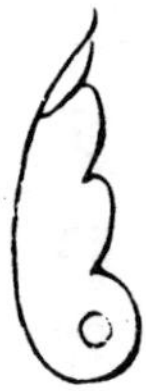

環珠形主氣不和脾胃虛弱飲食傷滯心腹膨滿作熱夾食虛煩頻悶

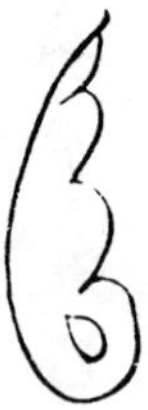

長珠形主夾積傷滯腹肚疼痛或有寒熱脇肋膨緊食不剋化或蟲動不安

来蛇形主中脘不和積氣攻刺飲食不下痰氣欲傳臟腑不寧膨滿乾噦

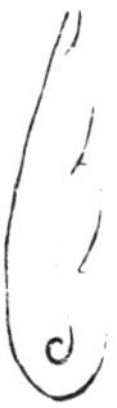

去蛇形主脾虛冷積泄瀉或吐或渴煩躁氣麤喘息飲食不化神困多睡

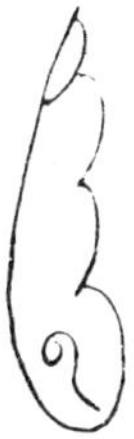

弓反裏形脉内感受寒邪頭目昏重心神驚悸沉沉默默倦怠昏悶四肢稍冷咳嗽多痰小便赤色

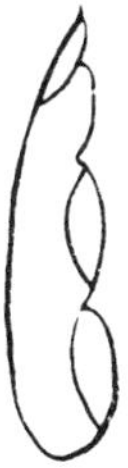

弓反外形主痰熱心神不寧睡臥不穩作熱夾驚夾食

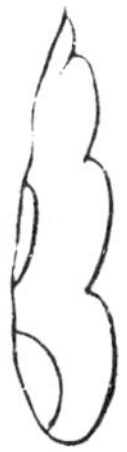

風癇證候

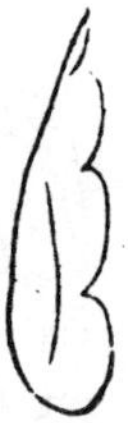

鎗形主邪熱痰盛生風神情恍惚睡下安穩欲發搐搦

驚風傳授

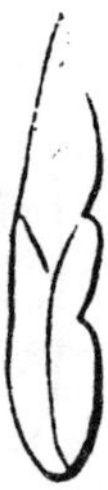

魚骨形主驚風痰熱證候已定可以截風化痰利驚退熱不作諸惡候若已傳過必作它證

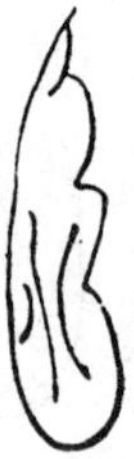

水字形主驚積食積膈熱煩躁心神迷悶夜啼三焦不順痰延壅盛涎潮口禁潮加搐搦

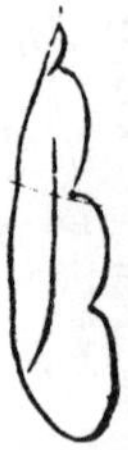

針形主心肺受熱熱極主風驚悸煩悶沉沉默默不食神困四肢垂嚲及驚風暴發痰延壅盛搐搦等候

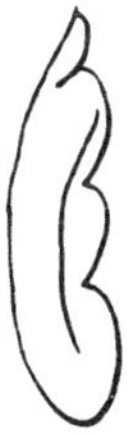

透関射指面主驚風痰熱四證皆聚停在胷膈不能散其候所受雖重證順則可療

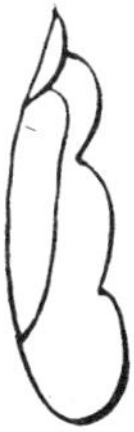

透関射甲主驚風悪候受驚傳入經絡風熱發生併入八候虛痰不下危急悪證難可療治

指紋脉訣説　脉有黄紅青紫黒色

議曰黄色無形者即安樂脉也紅若無形亦安寧脉有前件形者即病之脉次第而変初作一點子氣関多紅

脉至於風関其色方变紫色病已傳過青色已受之極黑色其病危急純黑分明不可療治三歲已上病重危急指甲口鼻多作黑色盖兒脉絶神困證候悪逆雖有妙藥良方亦用孩童有命

議指紋脉總要

議曰消息指紋脉訣考詳諸家所載參較至理其說不同所以錢氏王氏二家文意並不該載但只言論其證候而已然而證候且幼幼之疾若不定其指端說病是何用意僕留心頗又其紋脉述之不繁猶參諸家之善前後所斷龜鑑較其正理醇乎醇故不勞再三乃訣定如此者挺然微妙曲全一家直指明智之士試更考之

必有益諸形容毋曰管見可也

詳解紋脉

議曰流珠只一點子紅色環珠其形差火長珠其形圓長以上非謂圈子揔皆紅脉貫氣之如此来蛇即是長珠散一頭大一頭尖去蛇亦如此乃分其上下故曰来去角弓反張其裏外向裏為順向外為逆鎗形直上魚骨分開水字即三脉並行針形即過関一二粒米許射甲命脉射外透指命脉曲裏一十三位悉有輕重元由一氣自微至著從漸至總輕重參詳前云五色者曰黄紅紫青黒由其病盛色能加變又慱加進即越黄紅之色紅盛作紫又有紅紫之色紫盛作青又有紫青之色

青盛作黑又有青黑之色至於純黑之色者不可得而
療治之也

演山省翁活幼口議卷之六

新刊演山省翁活幼口議卷之七

小兒面部氣色并序

夫天地有儀故稟賦生成相貌男女方質猶陰陽假合形軀五體之中面目彰乎氣色五臟之內神竈布以災祥形究真邪潛一氣而分部位脉推隱顯洞諸經以測源流魁伏侵臨剛柔外降生我我生即凶中獲吉魁他、他魁應順裏招殃肝家無氣常宜腎水澄清謂有精神氣全肺準多光光澀臉臛火酸凡人有火色主實何況小兒唇紅作渴頰赤饒驚眉頭靄靄父母寧憂額上昏昏醫工少樂凡理嬰孩先看面部定氣察色寂為要也良由內有疾而形于外是以本位與地位一体和悅易安氣色其神色交參病傳難療先求逆順次較盈虧交侵臨入不逃乎源危篤死生必知乎本輒述于右諸更推詳舉一隅以類衆隅請三索而還再索妙在智遠良用心通醫工善理所謂多智多謀藥效方書宜其廣知廣見深求決定取舍專誠良師致力不昧乎方學者行醫須盡其理至誠壹壹難以述之務學惟精得中為妙

五臟五色本五

心主紅　脾主黃　肺主白　肝主青

腎主黑

五行相生

金生水　水生木　木生火　火生土

土生金

五行相剋

金剋木　木剋土　土剋水　水剋火

火剋金

五行本生相侵

心氣侵黃　脾氣侵白　肺氣侵黑　腎氣侵青

肝氣侵紅

五臟生本相臨

心氣臨青　脾氣臨紅　肺氣臨黃　腎氣臨白

肝氣臨黑

五臟勝伏相交

白色交心　黑色交脾　青色交肺　紅色交腎
黃色交肝

五臟受敵剋入

黑色入心　青色入脾　紅色入肺　黃色入腎
白色入肝

五臟畏變

肺本辛金　畏丁火　變己土
肝本乙木　畏辛金　變癸水
脾本己土　畏乙木　變丁火
腎本癸水　畏己土　變辛金
心本丁火　畏癸水　變乙木

五臟子母生成

肺　脾是母　腎是子
腎　肺是母　肝是子

肝腎是母 心是子

分定五位所屬

心臟部位

心肝是母 脾是子

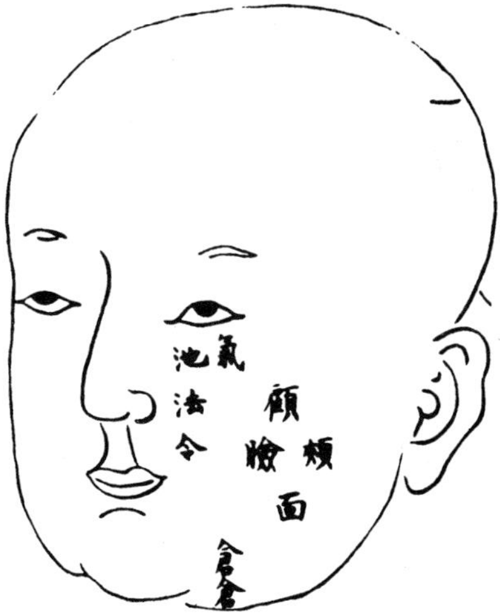

顴面臉頰心火所屬氣池之下法令之傍食倉之上高骨取之一寸二分皆屬心之部位

脾臟部位

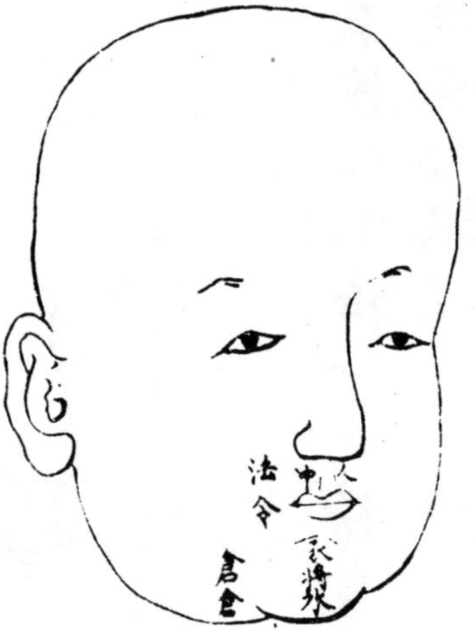

承漿之上人中之下法令之內食倉之傍其合即唇其開即卜合即屬脾開即屬心四方二寸四分撮動之所皆脾之部位

肺臟部位

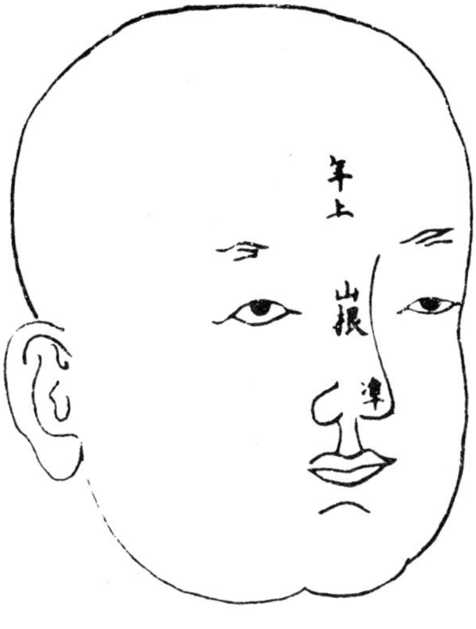

準頭至山根兩孔弁中梁皆頭直下年上壽上裏外通息皆屬肺之部位

腎臟部位

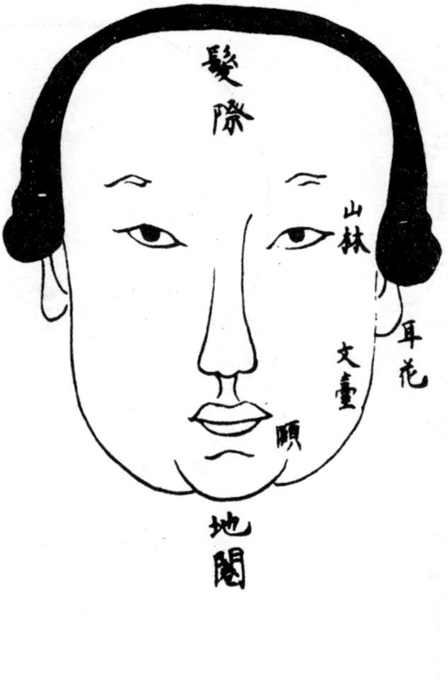

耳花及輪廓文臺山林頤髮際兼地閣四維如海岸皆屬腎之部位

肝臟部位

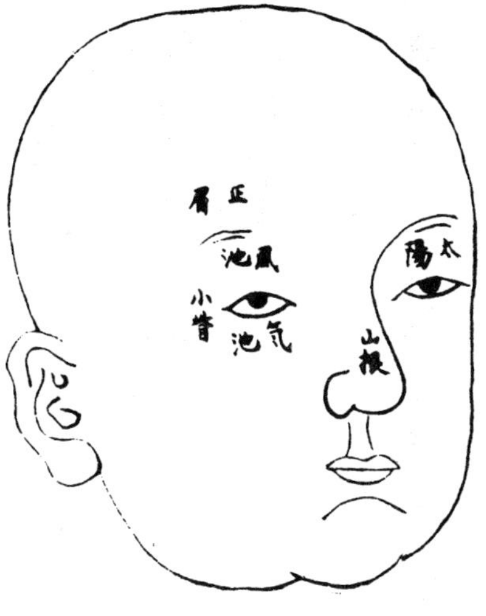

風池與正眉氣池泡眥頭上下瞼動處太陽及太陰連及山根所皆屬肝之部位

命門部位

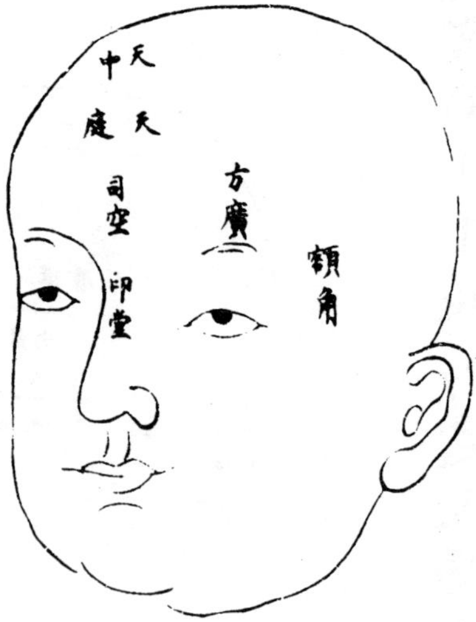

天中與天庭司空及印堂額角方廣處有病定存亡青黑驚風惡体和滑澤光不可陷兼損純黑病難當青則甚憂急昏黯亦堪傷此是命門地醫人勘較量

五臟伏敵喜傷

肺所伏者心所敵者肝所喜者辣所傷者焦苦二变七蒸之臟和則喜懽氣爽神清鬼強疾主喘滿欬嗽傷風作熱虛痰壅盛

腎所伏者脾所敵者心所喜者鹹所傷者甘甜五变十蒸之臟和主行坐嬉戲笑語疾主崩砂黑齒截齒咬牙停耳膿汁

肝所伏者肺所敵者脾所喜者酸所傷者辛辣初变六蒸之臟和則鬼神壯意智生疾主風挛搐搦眼目腫赤疼痛

心所伏者腎所敵者肺所喜者苦所傷者鹹囦三变八

蒸之臟和則情性恍樂疾主驚癎恐悸虛躁啼叫讝
語狂煩涎流口角
脾所伏者肝所敵者腎所喜者甜所傷者酸鹹四变九
蒸之臟和則消穀氣羨飲食疾主嘔噦疳積虛痢痞
癖潮熱不思乳食

面部氣色揔現

五位總作流波泛灩隔牕照藍青色者驚積不散欲發
風候其神彩觀覷不穩上上下下證变風生　此首一字闕字
五位揔作閃爍燄射丹炉映火紅色者痰積壅盛驚悸
增進其神彩視物不定恍恍惚惚候变驚速
五位揔作混衮泥潑衣傳土墻黃色者食積癥傷欲作

疳候或瘖癖有之其神昏顧散漫昏〻沉〻其候寒熱潮發飲食不掀氣麁短滿困倦喜睡嘔噦有之瀉痢有之

五位總作濈〻浮虛野露入谷白色者肺氣不利大腸滑洩水穀不分欲作吐利其眸凝濁失其精神朦〻朧〻性情不有光滑全無五臟少實百脈多虛或吐利之後有失調補

五位總作漫〻黰〻塵灰彌覆黑色者傳不順證変即逆候表裏有虧臟腑欲絶其血不榮其氣不衛榮衛失序經絡流注凝滯於脈為痰危惡其神昏昧沉〻默〻者為人不久也

五位分部定位

肺部所主

鼻孔名井竈尖處名準頭眼尾名大小眥中央坎埳名山根若鼻孔黑如煤即肺經焦或作黑燥如墨者即肺家絕其候難治鼻中赤痒疳盛蛔長或瀉白涕腦寒困寐或流清涕傷風喜睡肺熱鼻塞因息吹得有妨吻乳関竅閉阻感風寒邪熱亦如此鼻下生瘡潰爛即疳鼻中常臭積熱為谷

腎部所主

耳穴之前名曰耳花耳舷各輪〻裏名廓輪廓焦黑腎家虛熱其黑如炭腎絕死旦耳門生瘡衛積非常耳中

膿出腎熱痈極臭名聤耳膿汁不止瘡痒如烈其候虚熱忽聽不聰心腎氣壅常作閉〻熱氣上攻或如蚤刮榮虚衛熱耳輪如冰麻豆相侵耳輪紅熱傷寒是則熱極内痛腫氣相攻清心凉膈関竅通塞兒孩兩腎常虚無病若有攻擊使令無益

肝部所主

眼睛有穴内藏其神外究五輪眶胲屬脾熱即生眵兩眥屬心熱痛如針白屬肺家熱赤生砂黄屬肝臟昏瞀翳障中心瞳人昏熱不明兒孩眼目痛即便哭良方對治更與忌毒或患丹瘡從裏為砄經效良藥速療無妨眼本屬肝怕熱怯寒令有治法拯理何難眼忽連眨驚

風交雜忽然竄視驚風已至肝絶定睛或翻無神瞳去

中胎十無一生

脾部所主

唇即口門語言之尊舌居其中飲食之宗齒牙咀嚼咽喉相約牙質既剛角宮羽商嬰孩未定唇口見病上即人中下乃承漿上下四方皆屬脾鄉口內屬心、脾有熱舌瘡唇裂三焦蘊熱唇紅如血淶紅重渴輕即流沫驚口慕口木舌色可以布設未兆之功可以預防也

種德書堂校正

善本鼎新刊行

演山省翁活幼口議卷之七

演山省翁活幼口議卷之第八

病證疑難序

觀夫森羅奚曲累工混沌名山川源取次湍流盤旋到海天地有自然之理至哲無造化之功醫究一門道通千聖小方脉者乃衆科出倫議論之要也凡為調理先義可否之宜學習篇章首察艱難之屬誰知活人作德我敬醫道通仙陰陽昭然行功獲矣於戲得師與旨未契全真識性悟機方為至妙前賢着議後學推誠已述淵源須窮確實持燈晦夜咨嗟擿埴索途捧寶膊展躊躇良工與鑒潰輙剖疑難事目聊陳管見因由一十八章幸希同志詎堪品藻非涉狂誣識詳淺陋之言必展

恢洪之臆一偶再舉三徙方欽

病證疑難一十八篇

一　逆證似順

議曰順逆有別陰陽不均證候相加色脉致亂惟是驚風發作按脉察證以較之陽候證脉俱得其陽陽者順也陰候證候俱得其陰陰者逆也陽候有陰脉者其證欲傳陰候得陽脉者其證亦是也謂如急驚風乃是陽癎得脉浮數洪絃陽中之陽又有得脉沉緩陽中有陰慢驚風乃是陰癎得脉沉細遲弱陰中之陰又有得脉浮大陰中有陽所言逆證似順乃謂陰中有陽助陽不醒回陽不生其候偏虧雖則陰中有陽其陽非真脉使

疑貳不可攻理詳而知之察其可否而後已

二　陰證反陽

議曰小兒傷寒惟察表裏而理之不以陰陽證候究竟者蓋無関前関後之脉所謂純陽之孩合而言之此說陰候者慢驚是也凡兒吐瀉疾作慢驚其候無反證良由急驚傳來已成陰癎藥用寒凉證入慢脾藥用燥熱其候反陽者反從陽也其脉愈盛其證愈逆故云反也陰陽俱壞實謂難治醫工不知其所以但見其搐搦肆意退熱截風良久却不引搐但只合眼聚痰冥冥如搐證候有如此何藥理之請識較之

三　陰盛強上声陽

議曰慢驚風候謂之陰盛又其欲絕之時虛痰上攻咽喉引氣呼吸麄大其脉浮數其證強湯得之醫工將謂陽回以得其所宜與下痰藥用太迅痰涎即時隨藥而下兒命即時隨藥而化衆言醫殺之愚曰非也謂渠無智不識證絕而用之雖不下藥亦死之矣

四　虛極生熟

議曰痱候有作斯證初發即謂痱氣次第傳至痱極是謂虛極之候陰陽二氣不匀上下氣不升降榮衛兩虛臟腑滑洩豈可攻療善醫痱者隨順藥餌以助之淡薄飲食以扶之榮衛漸得均匀氣脉方得升降既而陰陽二氣已得調和臟腑已匀充實肌膚已自肥壯醫工已

知痹傳在虛候名作痹極遂與補氣藥服之稍多反生大熱所謂虛極勿補熱盛煩渴疾作痹勞名曰丁奚皆由藥助虛極生熱而致之也

五　冷久必寒

議曰癥積已作證候所傳自是孩童飲食不化氣滯中脘再食停氣復傷前積積之為病皆致其冷冷之既久脾胃虛怯虛怯既存陰陽相勝寒熱間發痞癖有加脉氣無定醫工不理陰陽令其均平但作痃癖治之或投砒或投粉（膩粉也）利下太速疾不去根為患反重難施和劑良由利動臟腑虛必入腹發作煩燥腹肚脹緊氣喘短促難以調治療理此等證候究心毋忽保全是幸

六　熱多作燥

議曰熱分内外身藉陰陽一氣受邪三焦致熱三焦者本質無狀隱伏得名所通五臟六腑相干血脉皮毛溫平由實燥熱由虛靜則為之一名動則分之三所上焦喉管至膻中焦至于中脘下焦至于丹田以大拇指展中指作一握自咽喉坎処分作三停則知上中下三焦所屬也溫極即熱熱盛即燥燥盛即焦寄于其中矣大人患此猶尚不可況小兒三焦隱伏熱多作熱寒涼之藥所投不堪畢竟從長何制調理若不早療疾作無辜

七　理實致虛

議曰虛則作疾實亦是病按實理虛遣病去疾內知其

冷熱外審 其證候 三實兩虛神不安居三虛兩實人有
得夫虛之為病其候則速實之為病其候則緩實未致
害虛即作搞迅矣肝心脾肺腎子母相生肺肝脾腎心
五臟相尅且如脾胃経虛嘔噦不食又心氣不足驚悸
有作所療子母俱虛小便閉澁利之可乎所以知 其内
者母虛靠子實子虛籍母榮其又肺家有熱宜瀉之否
大腸滑利宜温之可醫工 但究母虛理其子實若 攻其
子則母亦虛所謂母能令子實子能令母虛脾病瀉心
理實致虛矣

八 利表傷裏

議曰傷寒豆疹皆 論表裏 二義不同所受及是傷寒所

傳從表入裏豆疹所發自裏出表作熱形證與傷寒頗似病家不究輕重所受相尚與服升麻葛根湯或過劑飲餌其表已解其汗不上汗出稍多裏虛作渴且熱乘熱悉化疹豆自然迫出所緣其熱利其表遍出雖多疹亦不成豆亦不是比此小赤自其熱力有限裏外不相續榮衛不加助即於中道而廢漸作黑陷非食毒感風之咎自是助發大過失其自然之理至死莫知其由是謂利表傷裏故也使良方妙劑難以助乎衰哉

九　退熱作渴

議曰小兒發熱一證與大人同熱在三焦方渴肺驚下利虛煩方渴上盛下虛方渴水火不相濟方渴伏暑蘊

熱方渴津液燥竭方渴渴證本無但有其熱熱在乎表攻動其裏裏自無熱受之以虛表熱傳裏反致其渴表裏俱虛引飲入脾頭面手足受濕虛浮作腫醫工下之從增其病宜與扶表救裏庶幾有命方得獲幸疾證于此死者多矣

十　療驚發風

議曰有痰者必有熱隨之有驚者必有風繼之利其驚其風豈有散其熱即痰不生此醫家者流所得其宜調理證候截風定搐以明其要也如此常見豪貴家總見孩童有熱不問元因便投驚藥日輒數粒月既積多雖則驚悸不作忪恐無妨其兒所服寒涼藥多脾胃虛弱

不吐即瀉遂成慢風更與驚藥愈加其痰調理醫工當究其後免貽其重禍害生焉

十一　風痰隱久

議曰風者肝主之肝稍不和則風所由縱痰者脾受之脾若不壯則痰所自盛痰之與風驚之與熱四證互馳則流行於經絡之由傳變它疾所有風痰相襲久而不化隱在肝脾所由飲食冷熱相干故不自散雖則療理愈而後作以至長成且風痰常在牙頰之間吐茹無盡生發有因其風痰致病或作齁䶎或作喘息或硬牙閃或腫頤頰臨於肺則咳嗽干乎心則恍惚善術醫士未能速與下其痰恐風狷狂若逐其風又疑痰作梗須

是風痰並化炒藥奇方以徐以漸減痊可也食不禁戒服藥無功若療風痰深意究竟不可致緩久則害發于痰當宜察之

十二驚熱無時

議曰因驚而得熱 其熱常發不繫乎心 而屬乎血 更加氣血榮衛毋得楯環驚熱時常發作或生疥癬或發瘡痍熱來神困心虛熱去唇焦 口苦呻吟求飲恍惚忠飢兒孩受此艱辛藥餌如何救療人參羌活揔不相關蝎尾當歸有些 巴鼻更尋炒餌病不于心 說道難醫 請誠著意

十三恐悸喘息

議曰驚悸心属喘息得同而言否愚曰非心王之若心所受其疾不作喘發是知肝臟魂肺臟鼻魂魄不安恐悸傷乎肝肺肺受其驚而受其喘須求木飲肝受其驚發喘細細若張口大喘者肝肺俱不利鎮心安神調氣定喘必未盡善當於損益魂魄圓散瀉心補肝立見功效所述疑難更請探頤安蹶高安

十四食饐咳逆

議曰見孩睡息魂魄恬遊擊響高声傷乎其神睡中不穩乃心不寧乳幼飢渴飲食宜細掇物觸志傷乎其氣令肺作噎千睥發噫其氣逆不升降其志分不伸舒陰陽差忒胃襟鬱悶良久取氣發声含飯面黑啼哭声焦

軽則咳逆致躁盛則咽塞不通所受之後常作欬逆者良由食饐觸擊悶搕閡竅宣通臟腑即不宜升降榮衛乃利益若不早治欬逆于腸終身致疾而難療矣

十五令子無辜

議曰夫人所籍者陰陽而生所宜者氣血而長血氣不順則五臟以違其和陰陽不均則百脉以亂其躰流之於表裏相參注之於經絡致急凡周晬乳兒等閑提舉又更齊㽞身躰檢束頭目搖動此乃陰陽有虧榮衛失正疾名搠搦禁十二種無辜疾之一也冊情不識見之喜笑後作躰態以教令如其然也久而不已愈加其遍次非風疾之所攻無驚熱之致作當為舒其氣調其脉

均其陰陽適其洒淅（止解下息裹寒有作）休言乳幼無妨曾見父母慟哭

十六受氣不足

議曰三才降氣數成方謂為人万象論切道合始知得志胞胎既備心定神全血脉未充骨萎髓薄筋力藉乎骨髓智謀出乎心神為人恍惚者斯可知多忘者應由是傴僂者乃如然侏儒者必若此不及數之重者候存五軟大過受之深者身負五硬由其肺心脾肝腎所屬者氣血脉筋骨所受者躰舌臂項膝其或有疾於證候不及議者往往無辜無辜形骸必定受氣不足謂如五硬五軟只許聞名稍有求醫難着方藥後進孰謂堪與

療理者野老付之一笑

十七 飯多傷氣

議曰幼幼未降形處胞胎藉母氣血滋蔭由如養素已誕之後繼時吻之以乳乳者化其氣血數養肌膚百脉流和三焦頤順身肢漸舒骨力漸壯三周所迄一生為幸其或母因產得疾血竭氣耗乳不成汁當召妳子看顧貧乏之家食不繼口奚能謀比其乳少其食多不益兒躰其有不產之婦抱幼繼宗終夜號啼惟飼飯食初傷其氣次傷其形久傷其神重傷其命萎羸声歎躁哭皮皺項軟足垂唇焦骨露但見眼有睛先將久氣散神敗凡人生子究乳為上獨以穀食扶持十士未保一二

抑服圓散堪笑強為勉之急假乳蔭庶傳為人死中半活矣

十八 臍中受熱

議曰初生未及蔭乳洗罷便用斷臍帶留一握綿裹三重受氣根全者。其臍自深成胎數闌者其臍自突臍者受質之根也為人之本也形軀之基也元命之壽也迭月之前一臘之後其兒臍紅高腫不作水濕亦無風候但將胷堂仰起呃呃作声闔家無見責之皂嫗有傷臍帶致之非也召愚一觀察知心氣受之胎熱與利丁火少項不展胷堂呃声遂止越宿視之臍根復本醫工與傳及洗總施謬妄故書于楷果其宜哉謾舉頤以誚之云

耳

濵山省翁活灱ロ議巻第八終

演山省翁活幼口議卷第九

議胎中受病諸證序

原夫肧胎血氣本自調順既成胎孕有失將護致使胎氣不安轉動不常冒觸根本初生幼幼邪正相干易得其病今述一十五篇聚而舉之欲使智者察其己身所受輕重所發逆順調治可否鞠育持令產婦以正其神養其血和其氣使乳汁溫平兒得調順雖有疾作而自安平過半矣重則減之爲輕輕則去疾之容易勿謂輕之為重重則候变而作禍矣於戲萬物之中所尊貴者惟人肖天地生成之道故難值其安靜猶躰顒淳和之脉抱純素渾樸之懷合清湛之淵源納運成之臟腑嘘

乎受胎無益於形有傷加之以藥誠在出不得已而致之若在胎内失調初生宜其和益若在初生失理則於襁褓之間而療之順乎而愈若也受之変蒸数足其所患猶未除散遂成宿疾終身之咎也其兒所受胎氣不足為患非傷肢害躰者並可與整使其平復獲幸之甚良工盡心斯為妙矣

議胎中受病諸證一十五篇

一 鬼胎

議曰婦人產育有患鬼胎者庸鄙謂婦人納鬼之氣而受之實非也鬼胎者乃父精不足毋氣衰羸滋育涵沫之不及護愛安存之失調方及七八箇月以降生又有

過及十箇月而生者初產氣血虛羸降誕艱難所言鬼
者即胎氣怯弱榮衛不充致子萎削語猶如果子結實
之時有所蔭藉不到灌溉為物褊小其形猥衰無有可
愛如此之謂胎氣陰萎常與圓散扶挾乳哺匀調氣血
充蔭腸胃固壯即保其靜善蓋由受氣不足稟賦不全
忽爾橫殤非可惜耶

二　魃病

議曰小兒有患魃病者非五臟傳變亦非六腑所主也
緣兒生後方且周晬母復有孕血氣所蔭分之兩端是
故脉胎漸傷乳汁成毒虛邪相攻兒吻致疾飲率其氣
鬱傷其神鬼令兒痱虛尫羸枯瘁煩躁朝昏嘔噦日夜

不可得療理但速與斷其乳温平胃氣和順血脈自然而愈其有萎怯致疾乃成無辜證候何足恠訝者耶

三　胎氣

議曰初生牙兒三朝之後滿月之前所受諸證作疾輕重不同者蓋由胎氣稟賦有壯有弱其母飲食恣全飢飽起止無忌坐卧不擇令兒得疾不寒即熱不虛即怯熱乃作壅寒乃作泄虛則作驚怯則作結寒則温之熱則涼之虛則壯榮怯則益衛驚用安神結用微利審詳用之不必過劑

四　胎病

議曰牙兒胎病謂月數將滿母失護愛或勞動氣血相

干或坐卧飢飽相役或飲食冷熱相制或恐怖血脉相乱胎氣有傷兒形無補或因動土興工或由營葺房卧或移安居或更薦席雖不犯凶神惡殺終干礙子躰兒身有困如此得疾者乃成終身之患重則損根摩枝輕則拳攣跛躃若也胎病由氣之致患者乃尚可療或傳成風為疾者斷不可醫初生幼幼有被于邪者即時和順調理大凡生長嬰孩有如長江行舟一向不值風濤波浪方為穩當何向胎氣不固或生下作疾所謂萌芽既傷將來曷能榮茂矣

五　胎病作熱

議曰兒在胎中母多驚悸或因食熱毒之物降生之後

兒多虛痰氣急短滿眼目眵淚神困呵欠不發神舒呃呃作声大小便不利或通利即有血水盛則手常拳緊脚常搐縮眼常斜視身常掣跳皆由胎中受熱宜速與服大連翹飲子解散諸熱次與服消風散數服無恙

六　胎氣蘊熱

議曰兒在胎中母多恚怒鬱悶之情不散又因胎氣燥濕兒作艱難母生驚悸是致乳汁不和兒吻成毒故能作熱令兒食所嘔吐眼不定薷神不安穩聞響即掣若不解蘊毒熱如干久作無辜成疾害生先宜順氣次服四順若不安愈慈根必効

七　胎病風熱

議曰兒在胎中母常喜食動風之物熱毒流傳致兒受
之隱在經絡則手足拳攣注入血脉則肌躰枯槁其兒
眼常喜竄血不蔭心神不守含怯人恂物視作定目昔
不早療恍恍惚惚形躰雖長情性垂拙為人多荒朝記
久忘雖久受病不　無生盖父母但知惜昔嬌姿安養
其無用之兒如此者凡胎風服藥至用貴細若以常方
難言功效

八　胎病驚熱

議曰兒在胎中母因驚悸驚氣入胎兒當受之降生之
後其兒精神不爽顏色虛白初則溫溫有熱其後頰赤
饒驚物動即恐声響即悸若不綳抱安床取次難為調

適既有胎驚將傳胎風之候產母謹謹忌食一切熱毒之物若作尋常畢竟難極蓋是血脉柔弱臟腑虛怯不堪重劑何可攻繫是使智省怯懼有之苦也輕受熱已自散即於項上生癧其大如拳名曰驚氣須當破之而後合之勿傳毒藥恐壞肌傷躰不惟傷壞深恐有害及為無益禍莫大焉

九　胎病風痰

議曰兒在胎中母喜食熱毒之物熱即生風脾肺不利遂有風痰雖不能損肢傷躰其痰與風相襲痰多風不散熱盛痰復生且風與痰皆能令兒作熱邪堪更加燥被紅爐毋炙炙煿醃臟動風之物即時害生藥非不驗

乳汁之咎也如兒或患風痰不必下截風化痰藥但清心肺涼膈順利三焦則自然安愈亦忽可投大涼恐寒臟腑所宜者以消風散吞下白圓子至良令小作圓

十　胎病結熱

議曰兒在胎中母失調理恣縱飲食不加將護蘊熱煩久及至降生熱氣隱蔽傳入于裏遂作閉結其結由熱極得之大便不通利衝心腹脹脐突撮口努氣停鬱急以三黃圓或四順七寶以通為度不必過劑切不可下積圓子藥不惟無益恐反為害

十一　胎病寒邪

議曰兒在胎中母因感受寒邪熱氣煩蒸傳入胎臟兒

當受之及至降生令兒關竅不通精神昏濁作熱加蒸啼声不響號叫駭人未知之者將謂驚風妄動臟腑或妄鎮心良由所受寒邪之氣初只在表久則傳裏所謂邪氣以亂其真故血脉皮毛皆不得其便湊理所拘邪不得解变蒸有違氣血致傷煩躁益增無能自暢但與小柴胡湯服之稍輕次以人參羌活散然胎中所受未分表裏既生蔭庇當議和解為之良也

十二　胎病榮熱

議曰兒在胎中母於食物尤喜噉薑瓜古人有曰修竈鉄昏食薑餘指盖薑性至熱又是醃鹹攻及血脉傳入經絡輕則令兒偏躰生蛆瘡延熱毒瘡丹瘡之類經年

發作或於頭額生核重則發大癰癤潰即爛壞皮膚十死一生何堪忍見初生幼幼毒氣加盛肌肉柔弱參朮托裏枸蘗扶肌抱即地骨皮　是藥即黃藥常與清心平調血脈毋慎其口父抱令餧醫工順理與扶其危

十三胎病衛熱

議曰兒在胎中母傷和氣飢飽勞役神疲力倦多矣其有不勞役者即有憂愁思慮役乎其中動之真氣攻之重邪于乱神鬼流入胎臓兒乃受之既生之後兒常昏困腹急氣麤重則喘急睡思不穩狂啼煩哭肌肉不滋亦生瘡瘆熱發早晚精神少具良工正醫平調臓腑臓腑既正熱目散止

十四胎病臟寒

議曰兒在胎時將順其月母喜食諸生冷物過度冷盛既寒腸鳴泄利時時有作降人之後其兒肚上青脉膨脹虛緊之者乃是虛氣入腹呃呃作声日夜不禁雖則漸長終是臟腑陰陽二氣受不匀調若不溫平分氣長成痞結陽結易治冷結難醫仍宜抑母服藥庶得乳溫令子調和不至延病成害為之歎也

十五胎病潮熱

議曰兒在胎中母曾發作子瘧或是因患瘴氣母或飲酒無厭或是冒風傷暑熱入經絡有傷榮衛母雖分免以脫其難兒襲其氣陰陽不解初生嫩弱血氣不和作

熱潮来先寒閃緊身躰作顫庸工未諳其理即以艾炷灸之經絡未全用之枉究醫士但與調中均其陰陽二氣若是肚緊宜以全條蛇蛻末醋炒令熱手帕盛繫肚臍上即漸安樂

濵山省翁活幼口議卷之九

演山省翁活幼口議卷之十

十種證候發端

治法畧序

切聞天地之大惟人之性蓋矣物象之衆惟人之志鑒矣是故人為一物而灵於物氣受一元而妙於元惟智者為能明之然其天地不陷乎人物之根於是人物不逃乎天地之數無情者悉由造化而生有情者皆自交接而養倘諸先王之道君君臣臣父父子子成人人為後達乎上古參同天性順合聖意小人不知其所以愚情又是烏足與語哉嘵乎既為醫工調理幼幼誠為不易須當裁度幼幼禀賦形骸有壯羸怯弱於脉較之涵蓋

情性有寬緩暴急於神察之輕清重濁以氣定之冷熱虛實以色推之若也形躰不壯神全則未爲咎色脈不充氣固則無作恙氣與神而有虧藉乎圓散脈共色以無補宜乎療醫氣壯即脈順脈順即神全神全即色正色正即五臟安和百脈調適矣色脈若不正定即與固其真氣真氣若不和則神不悅神不悅則形躰何安觀其脈則知其氣氣若不順則形萎羸察其氣則知其神神若不清則氣濁亂神者五臟之主也氣者一身之權也色者虛實之表也脈者溥變之令也脈之流行不可不察色之變易不可不究神之散漫不可不療氣之盛衰不可不理嬰孩五臟受虛其面白其氣怯其神潰其

脉乱其躰尪羸五臟受熱其唇紅其氣促其神昏其脉
數其躰枯槁五臟受實其臉赤其氣壅其神劣其脉浮
其躰煩躁五臟受冷其準黃其氣泄其神困其脉沉其
躰嗜臥所由冷熱虛實傳受驚疳積痢凢病按其標則
知其本省其絶則起其危後進攻醫但按圖說執滯湯
劑不務實效今著是書乃述源流不特贅贅徧求一隅
以別之盡性考究以羨補不足益有餘故也即非調絃
膠柱緣木求魚之謂歟熟研其議至理自明輙搜難解
之意載留斯帙好術之士足知可法以備闕畧後世有
補簡要得無隱藏當與智者參議庶彰不朽云耳
一【急驚風候】醫云陽癇也手足搐搦涎潮大熱醫家下

之其所用藥往往利以輕粉或水銀巴豆皆有毒等既已甦省之後精神由尚昏沉未快乳食者或有餘熱其候欲得安痊和平只可用平穩藥調胃氣不可直便與服燥熱藥若與服之其候復作何可怪耶

議曰小兒驚風之後胃氣多虛不食沉沉默默或瀉尚不止只可助胃生氣須以截風藥移在〔平胃散〕或〔觀音散〕中謂用全蝎天麻殭蚕白附防風羌活之類生薑棗子同煎自然胃壯瀉止諸風不作雖則驚熱及搐搦皆去其精神未爽不可便謂無事若用補藥助虛乾薑豆蔻硫黃附子之類則熱復來其候又發非病不除醫者妄謬病家無見亦不可不告凡治急

驚之候 正謂醫療豈可遷云調理之說用藥乃在一時之久若也寬緩證候轉加深重醫者既知當下即可量其輕重如病五六分只下三四分許隨通且利熱去痰消則病與證次第徐徐而減瘥若不揣度一槩併蕩下之大過傷害臟腑疾傳陰證乃作慢驚風候豈可臨時生冒回陽誠為枉究既是醫工莫不知之矣

二慢驚風候醫云 陰癇也良由急驚用寒涼之藥太過轉動深重乃傳作慢驚或因吐利不止而成慢驚或因澡浴感風不解而作慢驚或因風食二癇不治而變成慢驚或因咳嗽下痰轉虛而成慢驚因由甚衆槩而舉

之病家怕驚不怕瀉良醫怕瀉不怕驚其瀉不止則驚風愈盛若與治驚更用寒涼之藥且瀉轉多病加進重矣

議曰小兒脾胃虛怯方作吐瀉其證有五有熱吐冷吐虛吐痰吐食吐所言熱吐者謂毋飲酒喫肥炙煿醃臟或冒風傷暑致熱兒吻乳入胃遂成熱吐冷吐者謂兒胃冷加以宿冷之物與食即吐虛吐者其兒肌弱神困痱積未消胃堂久虛即吐痰吐者其兒胃氣本虛復感寒邪生痰作熱留滯胸膈故吐食吐者其兒胃弱飲食不節強食傷脾作熱袖困吐後即逆病家但知其吐不明其所以吐且吐兼瀉共作名曰

霍乱其吐候又推輕重有五初則乳自流出謂之哯
哯之不已即謂之吐吐之不也即作嘔嘔之不已即
傳噦噦之不已即作噦於月反自嘔噦噦皆有出声動
氣嘔者口開而作噦者心胷上下氣逆欝築噦者無
物可出即膈虛胃寒引氣噦噦作声此等候悪須更
證變即慢脾風熱吐者先去風痰冷吐虛吐與生胃
氣痰吐下却其痰次與正氣食吐宜與塌氣豈可一
槩理之吐瀉不止脾虛風生眼開慢驚眼合慢脾治
之不當更下驚藥死不旋踵豈可得而救療兒分長
幼病家虛實有吐瀉三五日發風者有一日半日而
発者大抵女孩以吐為急男以瀉為速若氣虛暴瀉

暴吐纔作便得之惟有痢瀉不成風候水則患無辜證終於虛之矣但滯腸止瀉為良吐即生胃為正當風之藥加而用之凢驚藥及寒涼之藥切不可用亦不可用大熱藥其候乃屬陰證醫者裁之勿倖為幸

三〔小兒熱證古分十種為總例有驚熱痢熱風熱潮熱傷寒熱瘧熱積熱丹熱瘡疹熱餘毒熱

議曰十種熱證病各不同已有觸類而作潮熱者即痞癖熱也類近積熱證先腹肚熱脚冷者是傷寒熱與瘡疹熱亦相類且傷寒有三種皆從表發入裏且瘡疹隨五臟所受從裏出表故不同根風熱與驚熱亦相近痢熱與餘毒熱類痢有五證瘧有五候皆由

胼家陰陽不順若驚熱盛即風熱作丹毒熱有數種皆五臟熱毒所作自上發下曰毒自下發上曰丹總名之曰丹毒各隨輕重人有一種名曰龍帶橫腰過肚上或至胷前相交者重有如火燔其候亦同丹治病後餘毒熱諸證皆有之須適輕重類諸證而調解不可越前病用藥如傷寒後有餘毒熱即於傷寒調理不及而解餘皆倣之大抵驚熱涼之風熱化之痱熱補之潮熱散之傷寒熱解之瘧熱分之積熱利之丹熱消之瘡疹熱順表之諸證餘熱皆和之此理雖則大槩如是言畢竟用之有理乃為醫士善學設有不遵其理者斯可謂之管見之

四〈小兒積證〉王氏有可治不可治其說已載于家寶議曰古人有言不盡意者非失言也妙用奇功不可得而著乎紙筆之間且學者初機未可便得純粹廣見多聞性識開通心智自然運出然後可謂之醫者意也此科最為難事積證最為要緊今病家將作尋常醫者不至急切治之若等閑病之有緩速及至傳變方覺困重久務良工信乎野老不虛云耳東漢王氏不言癖與浮及痢即述證而已所證治未病之病凡小兒有自幼及長不患驚風癇痙癲痓者有之矣未聞無患積證者謂五臟之所積名曰積六腑之所聚名曰聚且小兒只理五臟受病故不有六聚候者

何腑屬陽雖有疾不治而自愈且胃屬腑氣生以漸乃脾主食有疾當治之臟屬陰治之尤難調治四季有積欲下之理皆可用藥但與究其虛實然後利之既有積氣不能全實量其輕重故古人有挨積磨積消積化積無下積之說是知積之一證不可直便獨下若積虛極先和脾調胃令其充實次與推下若積證二三併作之者可先下而急與調胃藥服之稍用倒置不免為它咎乃計利害所議積證作疾無可與之安和一味當下斯為良法有積不可安養久則為它病矣惟痞癖證先宜定去寒熱寒熱已去方可挨下以通為度下之大過反生重熱雖有重熱即不宜

用涼藥乃於調理胃氣藥與治之尤宜深究無令得失

濵山省翁活幼口議卷之十

新刊演山省翁活幼口議卷之十一

⑤小兒傷寒正受夾驚夾

議曰正受傷寒所由感受邪冒冷脫着傷於腠理，即傷風重即壯熱頭痛鼻塞流涕斯乃正傷寒候又有傷風傷着傷冷傷濕皆能作熱困乏但不咳嗽又有夾驚因驚之時而又傷寒故云夾驚傷寒又有因食之時而感受寒邪故曰夾食大抵傷寒或有他證似積之類切不可妄下若下之太早表裏俱虛難以調理謂之壞證大人壞證由尚可藥小兒壞證救療無門哀哉凡傷寒有驚候亦不可下驚藥雖是夾驚證亦不可用驚藥幼幼傷寒只可表解難曰用表不可令兒汗出如王氏杜薄荷散和劑方人參羌活散之類若熱在裏譫語鄭声於證當下者只用散末藥七寶洗心散四順飲之類不可用以圓子或以取積藥下之其熱不去又成無辜夾食者於理用下宜紫霜丸下之量其虛實而用須究問先傷寒後夾食或先夾食後傷寒然傷寒夾食乃在於食時之間惟毋覺知其先後多是不覺若知其理以後受者而先調理既不明其先後即可表解以候裏證有者方可與下尤為善也且下與表二理不可併行有乎得失且如家寶有云三日前在表三日後在裏斯乃大槩約而言之恐後人傳之不當及為其害凡傷寒在表即

解在裏即下不可以日限為拘其或有在表裏之間亦宜和解又不愈小柴胡湯治之又不愈候傳裏下為良（大便者讝語，小便而煩渴）切不可意急取愈宜在用心明究表裏若也審察妄從用藥不當吁哉

⑥小兒有急驚風痰熱四證如何用藥

議曰小兒有熱熱盛生痰痰盛生驚驚盛作風風盛發搐又盛牙關緊急又盛反張上竄痰涎擁牙關緊風熱極閉經絡即作搐搦涎壅胃口悶亂不省総入中脘手足攣是諸關竅不通百脈凝滯有退熱而愈者有治驚而愈者有截風而愈者有化痰通關而愈者皆是依證用藥不可不究竟其所以受病凡病在

熱不可妄治痰病在驚不可妄治風病在痰不可便治驚病在風不可便治搐凡治小兒病在驚驚由痰熱得只可退熱化痰其驚自止病在風風由驚作只可利驚化痰其風自散病在痰痰涎急須退熱化痰若也有搐須用截風散驚此乃謂醫工至妙之道若以意急雖治驚痰不化熱亦不退驚如何自止化其痰熱若不退風亦不散痰如何去是知不治之治所以治之之謂歟學者深可留心操志於此一端究竟無至得失乃謂之醇全通道而已矣

㊆小兒泄瀉除痢瀉為虛熱瀉餘皆臟腑虛寒弱得之

議曰小兒臟寒腑冷大腸不禁總謂之瀉分別輕重

究竟纔速有溏有泄有滑有利有洞五者不同豈可一槩而理之溏者糟粕不聚由其尚濃似瀉非瀉泄者無時而作或出不知利者直射濺溜氣從中脫滑者穀食直過腸胃不化洞者傾然下之如桶散潰餘更不留即知其兒臟寒腑冷瀉之作疾其來纔速輕重可知凡兒瀉糞出青色者蓋脾受肝經所制肝屬乙木能克己土所勝之功故現本質由其臟之虛寒非謂驚也又瀉初黃良久變青色乃臟寒之微又瀉藥物直過尤為寒滑凡虛滑三五次即困乏若不急與溫其臟調其胃平順三焦和正榮衛不爾即慢驚證候傳變如此之急欲以止瀉藥次第理之往往不

及惟務溫其臟腑臟腑既溫寒何能留於腸胃之間或以熱藥頻止則熱又為它疾須先投彌腸藥然後生胃正氣與服切不可意急過劑投之熱藥稍或臟腑至虛寒孩童用之四肢厥冷者是謂逆證當用黑附子白朮乾薑即量輕重而用仍投熱藥瀉止即痢作無疑理瀉良方已著在後請意度之為得即妙矣

(八)小兒痢疾醫云五疳八痢究其理種數多端輕重不一豈可定言

議曰痢者利也痢之為疾無積不成及至積化成痢且脾胃亦虛即不可更下善痢者生其胃溫其脾學其腸和其氣無不愈也若成痢疾故不可下下之又

虛作渴浮腫痞滿脹急不食亦未可便補補則傷熱能令脫肚不收先與禁却一切毒食之物頻與生胃調氣或赤或白即是冷熱不調或受暑致濕即與分陰陽氣利水穀道若裏急即與厚腸胃腹肚痛即與和順氣溫臟腑或純白者乃積冷毒加之即與挨去其毒却與溫其脾胃其痢自止凡痢疾能飲食可以治之妙藥調理無不瘥愈稍夫胃氣不能飲食疾名禁口有不食至死又有毒氣侵胃口亦不飲食或患痢疾因食毒物不見腸頭鮮血頻滴肛門寬大深黑可畏腹肚疞痛裏急後重名曰刮腸日夜頻併飯食直過者名曰滑腸此三種痢疾最為惡候乃是一十

二種中皆能傳受而作此候凡言小兒是飲食者飲謂飲乳食謂食飯若病中能飲水漿喜食果子魚肉之類者亦助其虛不能令臟腑充實須是白棕子爛莫飯可矣若以糍粿糧粘膩不堪脾胃之物猶其增困幼者吻乳匏化漸安五臟平和六腑調貼然後陰陽自均氣脉自壯閭散陽剤不必抑之或有餘毒宜以順調緩助不可攻擊又有時氣作痢薰習相染而成而由天氣情雨不常陰濕之氣冷熱相干腸胃糟粕不聚遂成其疾腹肚疞痛裏急後重他藥莫治者宜與服木香黃連地榆川當歸白芍藥治豆蔻為末蒸烏梅肉圓棗子湯下三五十圓如麻子大加減神

⑨小兒疳疾其證數端其候不同發作不常治療不一方論不等該載不盡輕重斟酌隨宜設方加減審量從長調治必有可理者良工順證而已

議曰疳者甘也疳因肥家有積癖而所致其積不下復食粘膩甘甜生冷炙煿之物故得名曰疳初作為疾名曰府疳氣皆由飲食不節生冷相投積傷久滯不化而得之久則府氣傳於五臟傳是名疳極候又反傳名疳逆候雖食不生肌肉作渴煩躁名府虛候時發潮熱盜汗常有名疳勞候腹大喉細手足無肉者名丁奚候自丁奚飜食吐蟲虛熱來去名曰哺露十

歲以下名曰痏十歲以上名曰労治労之理悉不用痏藥益疾假傳足非常治痏之法理其氣虛　其血弱調令脉壯消其虫子散去痏熱和順三焦詳而後已無用急夕攻治亦無勉強投藥只可循候而設不得過劑若冷藥易動臟腑燥藥易損三焦審察端的圓散隨其輕重故無得失之歎矣

(卜)小兒諸證悉皆著載方藥療理法度惟有咳嗽一證究莫能盡月內牙兒難醫百日嬰孩亦難調理前人說有此言豈不盡心究竟若也輕易有乎得失学者當知之

議曰所言牙兒及嬰兒欬嗽難治之者蓋爲初生血

氣微弱五臟未充肌體未固應變蒸未周之兒所感寒邪攻及腠理表裏相干邪正相勝陰陽未和不可強生攻治妄吐妄下妄汗妄補皆令兒疾轉盛不推無益甚有傷害幼幼咳嗽乳母之過圓散狼虎醫人之罪豈特乳兒及嬰兒難為調理隱小兒有患咳嗽未敢輕許一二服藥便見安樂雖傷寒傷風證候已歸于復且咳嗽尚作大抵究竟小兒咳嗽先有有無熱與痰有熱在表無熱傳過或是未傳近則未傳遠則傳過痰稠熱盛痰壅即吐宜服補肺散人參茯苓麻黃白术杏仁甘草阿膠訶子地骨皮桑白皮桔梗有痰加半夏風熱加防風天麻服之自然痰化熱散咳嗽漸愈未

可直用麁澁藥白礬南星石膏雄朱砒粉之類宜先滋潤脾肺次用王氏〔金華散〕少少時時與服或以白圓子如雄朱腦子隨大小作圓凡兒患嗽須究表裏未可一向攻嗽若用金石藥直入胃脘乃成提脾風候手足勾曲又何所益巴豆輕粉砒霜藥下之腸胃不禁須臾成風亦何所宜只用温平與表順助其氣滋潤肺經和順三焦其痰漸化其熱自退不必攻擊所謂理嗽宜補氣化痰益肺生胃胃開氣壯即嗽漸減胃正即痰不生肺滋即嗽不有在乳母當忌食捐長乂用安存避風田滋忌毒慎冷然小兒氣弱其嗽作熱與夫大人一同且用藥調理實不同耳又有時

氣咳嗽謂其天時冷熱不調㓜幼虛怯受患者衆其

嗽日夜不輟或吐或喘痰熱壅盛至重者利之即愈

謂用大黃朴消枳實陳皮半夏人參厚朴茯明心神

煩悶胷膈不快方宜與服無熱與痰亦不可下伏請

鑒辨毋致得失

演山省翁活幼口議卷之十一

新刊演山省翁活幼口議卷之十二

議急慢驚風等證候總序

驚者總名也嬰孩小兒心氣不足智志卒伏恍惚無定神不守舍怯人怕物漸作怖畏怖畏之盛已作恐懼之多乃抱怔忪怔忪之久則自惕愕惕愕既有痰涎已爲斯乃心氣不足而生之漸但分輕重耳又有心氣虛弱暴觸作驚更不由漸即便面青唇白視之定睛目無所覩聽之闃聵耳無所聞精神頓亡心智全失及至良久狀欸且五臟六腑虛處所受驚風而作疾已述前議然幼幼多因吻毋不意之亂耗其心氣作驚以漸凡小兒因水火所加者悸也自跌撲所致皆恐也人物之所觸

者愕也惕惕不散欝欝悶於胷堂者怔忪也是知積驚
難散由其不能自化如恐恐悸悸者蓋自能知之矣不
為積聚且怖畏之誠常在其中無以自遣偶因觸悶心
神其肝主風其脾生痰其肺作熱其心發驚四證相臨
童者先發假如雷声霹靂至響不為咎者何蓋声相應
情無所加矣惟有小兒在僻静處或神廟中心存怖畏
之時忽被無知小人戲叫鬼來鬼來且兒奔走無門驚
氣入心若不遠利其驚氣少頃則指甲黑唇口青所受
童害不可得療理自古及今調理嬰孩最為難事惹皆
憑藥取愈且驚風至難也慢驚又難也慢脾候危難也
今摘述調理小兒至難者證候前後有所不堪療理或

右人未備其意或已著于集後人未明者今與詳悉本末開陳利害指於迷途直徑可進庶有益於學者胃次務家治産之夫及仕宦子弟易曉其理幼幼陰陽稍有偏側導而扶之不至夭横暇日熟研可補緩急良士一覩足知野老肺腑意不藏機亦無緣飾巧偽更無妄論隱情直欲普濟使嬰孩初生自幼至長有患無踈受疾不害權術斂服歌笑嬉娛父母即無顰眉蹙頞憂苦之歎怡然順事不勞再三快哉至誠咸獲休焉

議急驚風證候

議急驚風證候上竄反張搐搦口流痰涎壯熱併有之其或有視左視右者有偃有仆（偃仰也屬陽　仆覆也屬陰）拳握指有裹

有外腎分男女定陰陽順逆之理有左右引搐連及脚
手身体顫動初則搐搦俱作久而搐住只搦有急有緩
但只肩動口痰痰痰痰者候之輕也搐則盛也搦又重
也又張牙関緊急喉中有涎即是驚風候如牙関不緊
口無痰涎只又張搐搦上竄若未可便作驚風候蓋夾
驚夾食傷寒疹豆或三焦蘊熱五臟不宜流入經絡熱
在筋脉亦作搐搦錢氏云搐有真假不言病也前有云
急驚量其分数者是約熱之輕重而與利之
議急驚若是正候氣麄涎潮其證候猛緊不只徐徐而
來搐即急促唇口肩眼張引連併俗諺云急驚驚爺娘
慢驚驚樂王然雖是説治之有法輕重調理

議急驚先當定搐搐由風也風由熱也搐既已作方可下熱退驚熱若不退驚亦不散不移其時搐搦又作所謂過街候乃是醫家不明總見搐定便言安樂僕謂急驚風難治有三只有初驚將其風癇發作斟酌輕重去風定搐隨而愈之斯恐庸醫或常人熱見妄便下之既下了諸證猶存者一難治也又其兒正搐親人一向執捉不令渠搐且風癇不得縱恣逆入經絡藥力不及雖病減癡根在血脉或注經絡二難治也又兒患候有順有逆順即易理逆即難療惟恐病延既久不得良餌證候傳變越去元由而作它證者三難治也

議治急驚風候用藥非謂難也專至審察病候循其法

度不荒不安次第下藥無不愈之理多是病家倉皇不求善醫信乎山野庸鄙之言病候延久不無傳變傳即證重變即候惡凡經二三乎醫藥不效兒受困苦無能安樂士夫之家收方錄證一日兒病證候危惡緊急臨時以何方對治告急無門衆口嗸嗸皆言有藥不明端的一向攻擊信乎見識淺陋擔負不起有乎得失用藥不及則無妨事可以療理若也大過即時害生

識療嬰孩豈可以藥有慣技之大過或不及由尚不可況越證候乃為狂寃兒童雖分長幼有忌臟腑能令怯弱易冷易熱易虛易實若攻之相重其不任彼藥孰言疾不瘳反為它害焉不謹歟今著議急慢驚風及慢脾

風方藥即是范漢指准應備緩急至要彪效之者、待更軟可否之理

議患驚風痰熱癇痙痓癲此八種候惟痓與痙少有識者類同驚風發作之狀痓脚手氷冷痙舉身僵仆癇癲不殊目瞪流涎手足搐搦十歲以下常作驚風即謂之癇至十歲以上所發則曰癲

議驚風痰熱已論在前且驚與風其痰與熱各自有本證候受病遂風為疾四者併駢有驚有風有痰有熱或因驚而有風生痰作熱或有熱而作驚成風生痰或積痰而發熱熱盛生驚變風或久有風候痰涎常有因驚而發熱調理嬰孩童稚四者 形證一不可有善明脉醫

上於暴作者亦當知之理驚截風退熱化痰久盛 二者
醫風散熱療痰鎮驚四證相須藥宜併理古人處方亦
合此意然学醫者不可不究其源遠若見候將作尋常
用方輕忽病無少安證傳它候不逆且悪禍不旋踵
議嬰孩急驚風候便須先審察四證四證之中而作八
候八候者一搐二搦三掣四顫五反六引七竄八視一
搐者臂肘搐縮二搦者十指開合搦之不已即成握拳
男子看大拇指其指握在外為順在裏為逆女子反看
之三掣者有膊搐掣或連身跳起四顫者或手或脚或
頭或身四体顫動五反者身首反張六引者以手有如
挽弓狀男左手直右曲為順右直左曲為逆女子反看

之七竅者眼上竅觀高男子上竅為順下竅為逆女子
反看之八視者男子斜目視左為順視右為逆女子反
看之既有四證八候次第隨生若只去得驚風且痰熱
不散未可言安痰與熱聚將來必致癇疾所治之治其
痰與熱須察之可下即下痰熱既下驚風未盡消去則
病依前又有發作所言四證相須不可留一若理得驚
風已定隨便下了痰熱且驚風不復有作此理至為妙
也
議嬰孩有患在痰熱未有驚風者只可退熱化痰不宜
妄投驚風藥何也驚風之藥其味多寒涼經絡本自無
事稍有攻擊透其痰熱入於經絡却成風痰之疾搐搦

致之

議嬰孩五臟經絡虛即生風既虛所受且驚自然而有作驚風有作八候次第而生所謂兒童無病不可與服攻擊所治之藥

議嬰孩有小大有壯弱驚風發作有淺深但輕重大者加分劑重者多與服數乃合其理

議嬰孩聞響即掣跳者乃肝肺不足魂魄不穩故神有不安即聞響掣跳者非謂驚也犀角地黃圓主之又兒心氣虛怯神不安定連併掣跳者宜與四君子湯加辰砂脾胃氣壯神魂俱清自然不恐

議嬰孩欲發驚風候先神不定顧左復右覷上及下或

已定其睛凝其神恍恍惚惚怕物懼人不若常日嬉戲者急當療之如有熱先退熱有驚散驚熱退不生痰驚散不作風良久自然安定神情和悅氣脉舒暢若待風變而理驚痰盛而退熱事由至緩不若四證俱全由可治療

議嬰孩急驚風發搐手足不可熱捉及以手用力炙之即傷經絡經絡既傷亦無所益則廢股害躰

議醫急驚風候有大有小有輕有重有順有逆有偏有正詳審久長之第進藥且病家無不倉皇驚恐醫家須是正定無自昏惑

議急驚即曰用醫其驚氣和平方可調理若以急驚之

謂調理事致緩也慢醫准此消息

議醫急驚初用藥在我則我醫證候遵法度參傳变審

緩緊治之切不可信病家及左右人說其所欲稍順人

情有爭得失主治在我豈可妄信致之差繆罪累誰耶

議急驚初無痰而後痰盛初有搐而後不搐者此證所

傳候之至盛人少知之蓋由初醫縱恣病家不謹絲三

五家用藥或庸士所見不同有太過不及之害如此曷

不謹歟

議醫急驚須量輕重下之得其中為良且驚風頓去痰

熱已化不作後患所下之藥稍多巴霜膩粉為重即傳

慢候無疑

議嬰孩有患風痓風痓風中等證候皆上竄拳搐号曰天弔言載甚多初無痰後有痰初作搐後不搐不拳身直皆風之惡候已是傳過若作驚風更與下之為害必也

議急驚欲下之理須在急驚上竄斜視反張所作之時可下若傳過或已搐定少緩之間亦可直便緊下有爭得失

議急驚用藥先與服截風定搐次與下熱熱去則無風風散敗不搐是知以藥之功在我意設不至恣妄為咎到此顯功方知難易

議急驚有上竄者有搐有搦有引有反有區有仆有叫

者有淚者有痰涎潮盛有溫壯發作各隨四證輕重而受之急驚截風定搐為要風搐既定諸證漸息定搐須用通關（非搐鼻之謂通）截風乃用調給

識凡定上竄左視乃於男女之順候忽反是則逆也人抵逆則難治順則易理不以逆證候為不可治古人言難治謂陰陽相反證候並生須用審究其證詳察其候以意盡力致之取效而弗瘳者為之奈何

識世方有云治急慢驚風候者言之失意急驚乃陽癎慢驚乃陰癎正恐治陽作陰治陰又陽豈一藥以全而證又有云治陰陽二證湯寒之說能曉此理可謂通變

議急驚候至為要急在於片時之間若或差殊互有得

失一時所見見其端的用藥無疑尚在疑情未須投藥

藥發無疑其意靜善疑在未發藥之前良具妙矣

議急驚頭額心背元被灸了者決定灸癇不可常藥僕

嘗謂風癇可灸驚熱不可灸蓋風與癇痰涎壅盛胃綱

冒壅昏亂迷悶不能省知心如所失既灸着穴痰化心

開即漸安愈驚之興熱心神常存開知被灸忍痛不能

驚悸轉盛其疾漸重所以用艾在先藥必未有益

議驚風疾愈未嘗見因灸而活每見老嫗鄙婦無術只

投艾娃兒生三五日之間便以艾燒之不惟失穴因痛

增悸經絡未全如何愈病智者消詳不可枉究

議初生尚為腐血三五七日有患吊腸鎖肚世言八帶

鎖匙相衝悉曰非也容忤所致初生氣弱不任其邪肚緊青筋脇肋脹滿氣促禁口不乳斯證但用真珠天風圓下之綫通即愈屢救初生無不獲安若給患服藥得痊長大皆肥壯重實未詳其意請較之答曰初生之兒方離於結分降之後偶被邪氣干亂臟腑微怯不受其觸故作疾曰予腸撮口鎖壯乃以天麻圓推下惡毒虛邪之氣悉去血脉順得流行臟腑和調充實自然朋長氣壯形神俱備體質醇厚誠為可愛

議嬰孩又有臍風因斷臍不如法有傷臍帶受濕衆風由此成患皆能撮口乳食不下彭脹青筋脚直無力只依臍風治法

議發急驚風吼叫兩三聲者難治心受驚觸痛絶于内

乃傷其根本之謂

議發急驚風未投藥四證俱全已服藥四肢臍彈者難

治

議急驚噴藥者難治又藥不下者難治

議急驚搐搦之後四體俱軟者難治

議急驚發作之後脚作擺跳者難治

議急驚搐後目睛翻轉者不可治

議驚風搐搦已住神情緩慢手尋娘衣或尋自身體者

亦不可治

議驚風諸證候盡皆已住但神情緩慢氣促者未可保

治
議驚風證候已住其兒拈物不合情性緩緩於中非謂十全必有再發之理如或再發不可調治矣
議急驚風鼻中出血者易治口中出血者難治鼻中出血者其熱已散故易治口中出血者心血妄行故難治
議驚風屎尿已遺者難治大小便閉者易治

新刊活幼口議卷之十三

演山省翁活幼口議卷第十三

真珠天麻圓

治急驚風請量用之以通為度此方仍治吊腸鎖肚撮口至為妙絶功効無比圓如麻子大初生患者三日三圓五日五圓七日七圓加青黛名青黛圓

天南星炮　天麻　白附子炮各一錢

膩粉半錢重　巴霜一字　蕪荑炒

全蝎麸炒　滑石各一錢半

右事治為末水煑細麸糊圓如○大每服一歲五圓二歲十圓大小加減薄荷湯點茶清送下

議曰此方乃下驚風又去痰熱須先服截風定搐次

與下之功不可以多利之但適為度宜其詢問前人已未曾下惟恐病家不曉此理遂致疎失若初醫在我則當循證截風定搐或朱蝎散尚有痰熱宜與下之免作風候且小兒被驚發風則不知先有熱在臟若知有熱在臟甚易驚着蓋熱盛即心氣虛一驚觸心々氣逆散所以面青唇白良久驚氣却收其或肝虛入肝肺虛入肺五臟六腑皆由虛處其驚氣自然投入內而作疾前歌亦截然急驚之急痰熱相觸々乱神情氣脉亡馳經絡來熱々即生風々熱不散筋中脉縮或搐或搦或掣或引各於輕重所適而然善醫者截風定搐有熱與痰隨而下之其搐搦自定搴

李白舒弔縮自寬風熱自散何患氣不甦省神不和
暢直言至簡良士當和之矣

却風散

治嬰孩小兒急驚風候方作搐搦熱盛涎潮宜下之

天南星（四枚炮去皮為末）　巴豆四枚（出油如霜）

大半夏拾枚（用甘草水煮熟切焙為細末）　白殭蠶（去絲炒一分）

全蝎（炒弍分去尾）

右件和勻每服壹字許煎金銀薄荷湯調下

揭風湯（所治在前）

全蝎（去毒頭炒一分）　天南星（一兩為末水調作餅包裹蝎煨令赤色蝎不用炒亦得）

天麻一分　朱砂（一分令研）　輕粉（半分重）

腦子一字　麝一字

右件為末和勻每服半錢煎金銀薄荷湯調以適為度

青金圓

治嬰孩小兒急驚風痰涎壅盛欲下去痰退熱

巴霜半錢已　青黛一分　天南星半兩炮

輕粉一錢重　滑石貳錢重　全蝎貳錢去毒炒

右為末水煑麵糊為圓麻子大每一歲五圓二歲七圓三歲十圓大小加減用薄荷茶清送下以通為度

議曰凡看小兒證候不問長幼目視指切心究意到醫權藥衡準鑿疾之輕重所謂斟酌對治已遵其法藥入腸胃猶合符節者上也按覩之後忖度方法思

惟料理良久始達其源用醫投藥者次也不体全功
何謂驚癎非四病之異端乃謂究竟不若是今議驚
風之疾有急有慢郄夫以搐急謂急搐慢謂慢斯說
未當古人言論陰陽癎者是也陽癎曰急驚陰癎曰
慢驚陽癎頰赤体熱唇紅脉數于関紧口流涎陰癎
者吐利作熱生風不有陽證惟有搐搦畢竟脉來散
緩乃是陰候無可疑惟是陽證傳陰〻盛陽虧陰證
作疾速用扶裏如急驚風候陽盛陰虧陰氣剛壯當
用下之使陰陽二氣均平調榮衛二脉和順方乃可
宜前件方藥輕則搐風盛則切風重則青金或以真
珠元請詳而後已其功察之輕重當以湯劑得中勝

妙莫令遲也若或急緩害加禍生醫者主察勿令致似

截風丹

治嬰孩小兒四證已作八候未具者速宜與服

全蝎去毒炒　白姜蚕去絲炒各　天麻

白附子炮　天南星炮一分　朱砂一分

赤脚蜈蚣一條酒炙酥　麝一字

右為末煉蜜為圓雞頭實大每服一二粒煎金銀薄荷湯化下

定搐散

治嬰孩小兒急驚四證八候俱併作者宜服

天麻　白附子炮　天南星炮各半兩

蝎稍炒一分　朱砂一分　代赭石一兩煅末醋淬七次

雄黃一分　乳香一分　白花蛇頭一分酒炙

腦子一字　麝一字　赤脚蜈蚣一條酒炙

右為細末每服半錢煎金銀薄荷湯調下煉蜜如雞頭大亦佳

議曰搐證未作痰熱壅盛故生其風風不自散流入筋脈又入經絡遂發搐搦定其搐搦先用截風風若不加則搐搦自息矣且搐搦已作痰熱有盛疾候傳極其風不可得而截搐不可得而定由如遺漏炎熾猛烈難以撲滅如此患者理宜下之大抵陽癇用下乃良陰癇何以加之兒分長幼用藥惟有發風作搐

大小皆然風之為疾搐搦衝突乃五臟虛處受之察
之在証療之未前由驚而作或痰與熱而為察其源
而定其疾旨要也有其風即發搐有其搐即因風
風定搐其議相續今述截風散不待搐搦纔覺風疾
驚熱有作便與服之令不搐搦故曰截風既已搐搦
併作宜與定搐散禦之禦之不散與服燒金丹其勢
加重即與下之且下之法醫家出不得已而為劫風
搐風青金三方量其輕重令人自便擬下更不截風
定搐之藥得失之議皆由忽遽昏惑智者良工幸宜
考較

燒金丹

治嬰孩小兒急驚八候四證未全脫去尚存風熱痰涎其驚風證候欲再發作宜服燦金丹

天麻一分　白花蛇炙取肉弍文如无烏梢蛇代用

全蝎二十一个麸炒　蜈蚣赤脚者二條炙去了毒

白附子炮一分　白殭蚕弍文重去絲炒　黑附子炮叁枚

牛黃一分如無以黃半膽者代之加用　天南星炮半兩

辰砂另研半兩　麝一文

右為末煉蜜為圓如皂子大煎金銀薄荷湯磨化下

議曰所患驚風痰熱四證皆能搐竄斜視叉張惟是驚風作搐名曰真搐為其病受不傳即作痰熱所發或因傷寒等疾發作搐名假搐為其更有傳變其將

親人倉皇那堪臀者皆感投藥不當發作致久

新刊演山省翁活幼口議卷之十四

慢驚風傳變治法截要

凡慢驚風候若是急驚傳來而尚陽症其陽即虧不必回陽又不特治陽只可截風調胃均平陰陽可冷可熱可緩可急是也若直便與服附子流黃之屬使陽歸陽又是急驚學者理宜知之既知陽證傳作陰證即與服保命丹三二服兼前牛黃清心元子其有四症且八候稍緩疾成陰癎者即與服之若已傳過八候不作四症尚在只眞眞者與服定命飲子若脚手冰冷者乃四逆候方可回陽次第服合者即傳作慢脾風候其兒驚風痰涎壅盛搐搦不止不可下者宜與靈脂元其痰壅熱

盛口角自歪者白花元功效驚風搐搦身體癱瘓風痰
不化宜服天南星元
議曰孩子所受此等症候別無他疑者只依下項用藥無
不效者切不可延久其陽易化陰氣漸盈藥力不及使
人難治又不可一向連併服藥每次一二服了須審察
症候緩緊有無傳變稍覺寬定其藥放慢或勢漸緊宜
以次第緊急藥與服不可執滯一藥又不可便換湯餌
連併與之所謂察其輕重審其進止而後已今著妙方
不勞檢閱條令如法對症投治取效萬一
議慢驚若是急驚傳來是知前人不曾截風定搐陽脫
而傳陰之重陽虧其風與熱隨流縱入經絡又有曾服

太寒涼之藥過多又有下積取瀉致作又有臟腑虛寒洞洩而為其所受多端已載前篇

識理慢驚當知陰癎之說其證屬陰臟寒氣虛或尚泄瀉不止且驚正作多因無識之人一向治驚更不理瀉藥用寒涼投之令氣愈虛洩瀉不止陰證愈重驚搐愈增若用止瀉藥稍熱八候復加四證不退慢驚雖曰難治蓋醫亦不曾究竟病作加進深為重害

議慢驚當察之所視為要眼睛昏定為重竄視為重四肢厥冷為重睛定不眨為重雖眨不左右顧亦重汗出如流亦重口面忽作黯黯色主重感風搐搦慢驚眼在半開半合之間乃知陰氣所盛傳入臟間陽氣已虧脾

經屬陰次第入脾故言慢脾風候

議曰慢驚與急驚風候自是不同未可一向下定搐藥急驚謂閉竅不通故以腦子射香等藥通利定其搐搦慢風陰重陽虧諸經已虛不宜通關又涼其臟易作慢脾風

議曰慢驚不可單攻急驚陽癇稍易理慢驚陰證最難治服藥已愈而尚虛之未省三五日之間者有之俗謂過街候發無定論不可輕易妄削伐之攻擊則前功俱喪

議慢驚所治之理須究問原因所發若是急驚傳陰為慢驚者乃陽癇所作陰癇也當察陽證未純其陰證用

藥斟酌如同洩瀉而作慢驚者男兒為重如同吐逆而
作慢驚者女子為重即陽脫而陰盛小兒有長幼之別
臟腑有虛實之分有瀉三五次便成風候乃由虛之盛
也或有二三月泄方成風候或有五七日瀉不止而成
候暴瀉成風由可速治蓋回陽調中補氣之為易若久
瀉漸傳成風者為虛為之故難療理
議嬰孩小兒洞泄成風以補藥治之宜用附子藥臟寒洞泄當服取瀉
成風因藥下積宜以溫脾壯氣藥調之宜服觀音全蝎散愈之有服寒涼
藥成風下藥太涼致冷臟腑先寒過涼藥吐瀉即傳成風渎以助氣醒脾藥溫之
土氏大怪之大嗚起戲手服之即敎若手足冷回陽宜术附湯救陽癎傳作陰癎者急驚傳作
慢驚以截風藥治之眠前方截風定搐果若仨前三者
凡候慢驚候便以截凡性乚未為當盡

由病自虛之得之
所以云調補之理
議驚風證候所以用藥不一治療不等由發作不同故
述在前雖則四者之議猶為大槩智者得之開發詳其
輕重可否之意而施設之
議醫理慢驚之候其意在慢治急驚之候其意在急何
也且急無過因熱生風作驚跌撲作驚他物觸之作驚
驚熱傳極即變生風搐搦等候皆熱作來若也順證依
法下之諸候自恩然慢驚所作不常當宜省察用意于
細所以故宜消息為之慢也不可倉皇恐惧有乎得失
非失治躊躇疑貳之為慢也又曰慢驚無爭攻蓋所療
至為難事無妄當何

議醫慢驚不可與語無妨陳脱有之無誠不謹亦有之無見不明亦有之又不可言難恐於人事但存妙理究竟深得法度者投藥必愈不曉於理截度未良者千万無順人情投餌既無可否之説若或所見不到即與善術者調治庶不枉究若也壞證傷候必敗其德実有勉強倉皇者耶

保命丹

治嬰孩小兒急驚風候傳慢驚宜服保命丹良方

白茯苓　朱砂（令研）　白附子（炮）

牛黄（如無以製者加用之）　天南星（炮各一炙）

全蝎（炒半兩）　天麻（炒一文半）　甘草（炙一炙）

鵬砂一分　腦麝各半字

右為末和勻薄糊為丸雞頭大每服一丸金銀薄荷湯化下

議曰此一方已述灵祕所治急傳慢候用之極良其藥純和鎮驚安神化痰定搐功效非常然急驚傳來初入慢候須較陰陽虧盈乃為法則陰盛陽虧方謂陰癇榮虛衛弱方傳陰癇心驚神散方傳熱〻絡系絡弱方傳熱〻癇之為病四体不収精神失守百病于邪五臟受虛但隨四證而作八候醫工當審標本理之若也證傳候變即入慢脾十死一生至為難事請究所受療理越於古意或太過不及揔為虛誕

觀音全蝎散

治嬰孩小兒因吐而傳慢驚風候宜服觀音全蝎散

黃耆一錢　人參一分　木香一錢

炙草　石蓮肉炒　匾豆炒

白茯苓各一錢　白芷　全蝎

防風　羌活各一錢　天麻二錢

右為末每服半錢壹錢棗子半個水一小盞煎至半興服不拘時候慢脾尤宜服之

議曰觀音散東漢王氏所著調理嬰孩清神固氣補虛益脉開胃止吐醇乎醇善之善者耶所緣用藥截風者何正於危急之際却作兩餌伇之先與生其胃

氣次服截風定癇如此療理不惟迂曲致綫又且未
能藥入脾胃之間悟其至理兩劑一行式加白丸子
末以半和之乃尽其妙

犀角散

治嬰孩小兒因吐瀉神困力乏之欲傳作慢驚風候

犀角鎊二文　白术式文水煑過　甘草半文炙

陳皮旧者良去白一分

右為末每服壹錢水小中盞金銀薄荷同煎三五沸通
口無時

議曰此方治小兒因吐瀉神困力乏之欲発慢脾風候
正謂救急不可令綫若已傳受即風即熱即痰即驚

交相致作神散不定上竄搐搦悉由脾虛之所致也
脾經既虛次第胃虛其藥白朮陳皮預理脾胃犀角
退熱次風熱既不作痰無從生醒脾壯胃風何得有
漸見甦省累與醒脾散及既濟丹相間服一向取愈
為良其方全不用逐風化痰之藥者蓋是證候欲作
慢驚所以未宜先投緊藥故用此方謂之和劑一正
其脾氣得無傳變不勞療理簡徑微妙替首智者作
之施功利益而已

醒脾散

治嬰孩小兒吐瀉不止痰作驚風脾困昏沉默默不食

醒脾散方

木香炮一分　全蝎炒半分　天麻炒一分
人參一分　白茯苓一分　白朮炒一分
甘草炙一分　白姜炮炒一分　白附子炮一分
右為末每服半錢大者加服水少許棗子同煎至五七
沸通口無時服
議曰此良方最為勝善小兒吐瀉脾虛作疾驚風神
困氣弱沉沉默默昏脾經虛乏已感風痰併聚故爾
不醒宜多與服仍加疏滌丹及觀音全蝎散俱良其
疾復有引惹搐搦無與驚風元散及腦麝寒涼等藥
其證愈恐其候愈盛不惟驚風未退且痰熱助之令
兒疾作傳變傳即慢脾變即險逆慢脾猶載方藥尚

可理之陰逆之候何可醫治陰逆者陰謂陽氣欲絶
逆謂受證不順不順欲絶但增吁嗟使人無所措手
醒脾良方豈可隱匿真所謂治人飲子

神保既濟丹

治嬰孩小兒肚瀉或已作風候服之功效

硫黃　焰消　陳橘皮

青橘皮並去白　五靈脂川者良　半夏麯炙炒皆可

以上等分硫消二味和研令勻一處用磁器鎔汁
傾出候冷細研旋入諸藥和勻

右為末秫米粉水煮糊為元如大每二歲兒服二十
元大者加之並溫飯飲下空心食前此方均分陰陽二

氣多服有益

識曰陰陽二氣不均冷熱相制驚風已作搐搦已定或陽虧陰盛或陰虧陽盛或驚風未散吐瀉不止或嘔逆或発喘或脚手漸冷或眼目欲合或服涼藥太多或虛煩不定或沉沉默默不省或恍恍惚惚生驚但胃氣未脫速與服之若是危急不待作丸子只以末溫飯飲調與服以愈為度若脚手水冷者服之立溫未止者服之立止雖慢驚慢脾風候並宜與服仍加薄荷湯使危良智者明理必加欽重愚者蒙昧必懷猶預此方至良少有知用請敬而行之

治嬰孩小兒吐瀉脾胃虛弱發作慢驚風候搐搦不已醫工截風不止取痰不下散熱不退即驚不去其證欲傳慢脾風候宜服定命飲子

半夏煉羊臘有半分　天麻一分　甘草炙

白茯苓　白朮　老生薑各戚子

右件一處用水一盞於磁器內煎令水乾將半夏天麻白朮茯苓切焙為細末每服半錢或一盞生薑棗子湯調與服無時

議曰此方建脾化痰去風散熱功効如神醫工少有知用初學之士只知有腦麝香藥者方用之俗夫使言好藥殊不知腦麝乃醫家出不得已用之其物通

利關竅閑閉塞踈湊理利骨節其藥屬陰能化於陽只有急驚宜用慢驚慢脾傷寒等患悉宜禁止其或疳痢藥用之虛者亦禁惟有痓痓癲癇宜用定命飲子屡經效驗野老處此方其功造化深智高明往往欽誦痰搦連併脉息虛怯不敢頓下者宜與灵芝元若手足差冷兼進回陽行醫用藥至於此等證候乃主治活傷之推也

新刊省翁活幼口議卷第十四

新刊演山省翁活幼口議卷第十五

慢脾風候 治法截要

議曰慢脾風候即是慢驚風所傳元由吐瀉脾虛驚与風傳入故曰脾風謂其脾家受風者更逐風無風可逐若也逐驚無驚可療但有療涎虛熱來去兒病至此所以難医盖由證与候驚与風傳經已極摠歸虛處惟脾所受何故不曰胃風胃屬陽其病即傳陰臟故無胃候兒既尚有胃氣可以一向生胃氣与回陽即漸甦省若更一向攻擊驚風脾亦不受而又傳散諸經不可得而加藥若見服合即是脾風宜服下項藥

議治慢脾風乃是不得已而設其疾危如燈無油漸見

合減錢氏所用金液丹又青州白圓子各半細研和勻
飯飲薄許湯下一分半爪許此乃截风回陽又一方以
四君子湯加黑附子末四分之二脚手氷冷者用和對
半生姜枣于煎与服此方古人用之並不同常所較下
項良方亦尽世之善也
議治慢驚慢脾須禁腦麝膩粉水銀粉霜之類及寒凉
動臟脂等或以燥热俱不可用只宜回陽醒脾湯使与
服
議慢脾风候十箇孩兒有箇以叉灸之須當斟酌病候
有已来脉絶之理若也一臟絶即不可用藥謂如眼無
光指甲黑四肢垂嚲五休俱冷並不可勉強下藥

議慢驚風候至於痰涎在膈之時諸臟皆虛喉中声如拽鋸一二日之間不散但只閉目此乃虛之盛也只是虛痰飽養其氣未有所知之者直便下去痰涎其兒隨時化去宜用下項妙沙丹服之乃良

議嬰孩所患急驚慢驚脾三者皆由風痰所作以漸傳及未有初得病而便慢脾或急驚傳来或即吐瀉而得久痢其氣虛脫而得傷寒表裏俱虛傳入陰證亦成慢候久嗽成癎亦傳慢候霍乱吐利亦傳慢候脾困久睡亦作慢候吐血亦傳慢候虫積衝心亦傳慢候肝風筋急亦傳慢候大小便閉亦作慢候心虛煩躁亦作慢候煩渴引飲亦傳慢候腹肚疞痛亦傳慢候睡裏咬牙亦

傳慢候般日夜汗出亦傳慢候走馬疳急亦傳慢候諸
丹毒亦傳慢候龍帶纏腰亦傳慢候膀胱吊疝卵腫埜
由亦傳慢候埜曲陰埜勾曲四休浮腫亦傳慢候以上小兒所
患諸疾皆能傳作慢驚風候由慢驚乃傳作慢脾脾氣
既絕胃氣已盡無可得而治療故也
議嬰孩五臟易冷易熱易虛易實醫方並不治腑受病
曰脾不病耳曰非也小兒在腑有疾自愈者有之在臟
不可不治臟者陰屬腑者陽屬謂小兒先陰而後陽又
曰小兒乃純陽之氣在腑則順在臟則逆故前賢皆理
其臟未言治腑也又胃一臟常主虛不可攻療若有腎
臟患但清心肺緣心與肾即既濟也肺與腎乃子母也

無与腎菜及諸補藥若治腎臟即他病發生故戒上不
可療
議嬰孩慢候皆由臟虛陽虧陰盛應小兒所患臟病陽
虛陰盛者無不入慢候而驚惟吐与瀉痢与積致入慢
候其證速也虛又速也宜用良方治法循其次第無不
獲安然其慢驚脾無令速愈頓瘳之理既和且平更用
調脾養胃萬〻不可過劑用冷熱湯菜若失之即吁哉

白殭蠶圓

治嬰孩小兒慢脾風候痰涎潮盛不化宜用白殭蠶圓
良方

製牛膽五味者　分

白殭蠶去絲炒

錢子地竜

五灵脂 川者

全蝎 炒

半夏末 各一分用 生姜汁浸

右件為末水煮半夏末糊圓如麻子大每服三十元

煎金銀薄荷湯下

議曰肝家有风乃虚所致驚搐所由生也疾涎是故作也陰癇不柔其實驗医若也悪急彼之衝烈愈見害重誠為不可所以禁却脳广通利関竅之藥悉無利益治法所宜者今選用妙方頓以治人白殭蚕圓一味去痰尤能截风既已傳入慢肝則风痰混致驚熱交臨医工看候莱用當權未敢決之可否候未脱去陽者直宜与服之若陽虧陰盛

至危至急候変非常精神色脉發於人情若當服

下項良方

附硫圓

治嬰孩小兒慢脾風候附硫圓散方四肢冷厥服之尤

佳

黑附子尖二个去皮生用　蝎梢七个

熟硫黄末一分

右件為細末生姜自然汁和圓如菉豆大每一歲二

十圓米飲下

黑附湯

治慢脾痰盛四肢逆冷黑附湯方

黑附子 炮取末，二錢重　白朮 一錢

南星 炮，一錢　甘草 炙，一錢　半夏 一錢，湯洗七次

右㕮咀，每服二錢，水小小盞，生姜三小片，棗一个，煎至半，去滓，通口以匙挑与服，所覺手足煖，其候漸省，茱即止之。

辰砂膏

治嬰孩小兒慢驚風傳慢脾風候，有冷痰在萬潮作不散，此疾虛久不可嗔下，其兒搐緩氣困至重者，宜服此方。

大黑附子 一个八九錢重者，去皮臍，頂上刻一孔，入給霜、硼砂各半錢，內在孔中，用附朮塞，燒灰在性，烏舌各一

天南星 炮，半兩　蝎稍

朱砂 錢

右為末以朱砂和勻煉蜜為圓鷄頭子大每服一圓
至兩圓煎金銀薄荷湯入酒三五滴熱化与服
議曰此三方皆用黑附子直不可執謂性熱兒在
幼小礙与服之其兒患脾风脚手冷者有微有暴
審其輕重輕即用湯盛即以圓重即以膏服之皆
效須候手足煖陽氣回即為之快矣既已溫煖更
以醒脾正胃茉藁服除是慢驚傳入慢脾候方可
与服之硫黃其功甚速又且逐风化痰醒脾正胃
溫煖臟腑補益腸胃奪命回陽省活危困至良至
驗切不可倉皇妄投圓散或尔大過不及之特則
致咎于後方宜学受不至誣誕故也

七寶妙砂丹

治嬰孩小兒慢驚風及慢脾候神情昏困鬲上有虚痰不能得化不可服巴豆輕粉恐動臟腑只將神仙所留妙方与服其痰須臾自下良久神情已定眼目微開漸与溫平藥調理胃氣兼順理驚風藥与服勿更攻擊其方乃一文開元通寶銅錢名七寶妙砂丹　錢樣見後

其錢背上下有兩月子只有一个月子者不用錢色淡黑頗小諸錢將錢頓鐵匙頭於炭火內燒窯時四維上下各出黃白珠子遍般都是將出候冷傾放於盞中入朱砂末少許只作一服煎金銀薄荷湯送下多枚此錢准備緩急或先燒成珠子收拾亦得此方遂

下小兒虛痰別無它作證候者用之乃保十全功効
無可疑訝

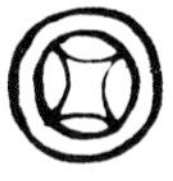

此是
錢樣

議曰調治嬰孩小兒慢脾風候無過前件茶對證尅
效須審慢脾已傳未傳之理其兒眼開未合尚在慢
驚脚手不冷之時未可便与回陽且与七宝妙砂丹
一二服眼合沉困陰證極盛者方可与服回陽丸服
回陽醒脾湯劑手足漸煖仍与觀音全蝎散及醒脾
散兼服九慢脾风候最為悪證只可前方調治蚤曰
緊急不得併雜用之泛々不惟無益枉劳其功虛延

其候閑養其𤸇此疾傳陰陽重病盛如燈光油只見次第既去若不助陽生胃只知截风去驚兒疾轉見增長且兒陰證未至十分与茶如其寒凉攻浮陰重陽虧難以救療若也共其陽氣隨陰而化所謂制之在始元在於末医便解风證候如其所述用茶由可救活若鄙夫悉見不同難以省治嗟哉

癇疾證候

右方具述多端王氏著載有三驚癇风癇食癇风癇之疾由於风热而作驚癇之疾由於驚積而得食癇由於食時而得其驚三者発作大抵相類风癇有热生痰驚癇神亂散乱恍惚無定食癇因食而致驚食未尅化氣

何関南之間生痰致風由風成痫
識治風痫先用化痰寬利胸膈開通関竅安鎮心神定
其搐掣然後与治风痫藥服之
識治驚痫先凉三焦利驚去熱安神定志平調臟腑温
化痰涎然後与治驚痫服之
識治食痫先用推下関南停積驚氣次和順中脘次安
臟腑然後与治痫藥服之
識曰驚之与痫风之与熱皆遞相襲有熱必恐有風
有驚必惧成痫治风先退其熱治痫先用散驚此乃
至要之識学者當明其理所言痫之為疾古述繁多
或云六畜牛馬鷄羊猪犬其声音相類形躰相尚有

若六畜之狀故得其名宝鑑載云一百二十種其説
大繁其傳乃挑但是癇疾無越三證皆由所生總而
言之不必煩求有悞初機枉宠遂成艱学如此一病
尚陳羅縷向其驚風者于王氏獨之得其詳要以合
礼法今則看書特示良妙載治至簡庶幾所定頣漸
瘳癒靡不快欲学者深詳必無枉宠

治小兒食癇先用真珠天麻圓推下次服定癇妙茉

治小兒風癇先用化風丹去其風熱次服定癇妙茉

化風丹

法製黄牛膽 二分 羌活 獨活 各一分

天麻 防風 甘中

荆芥穗　八分　川芎

右為末煉蜜為圓如皂子大每服一圓薄荷湯化下服

議曰風之為病其狀多端皆由腠理踈弱榮衛虛怯經絡不順關竅閉塞其氣羅痓瘈勃音弗其脉凝注有同天地晦冥日月暈蝕飈暴發與精神俱潰者一身四體皆不我有是謂風痾之至也所謂化風化其所受之風不待久傳迅變凡該五臟蘊熱三焦作壅速與流利熱即風生壅即風長關竅不通其風何能自散若言化之即順助之其榮衛經絡順得流行若也便與截風定搐為已成痾其風不散若更攻擊即

衝任百脉系不發作畢竟隱伏久而再發無能去根

此方得名化風不復加進矣

化金丹方

人参　白茯苓　遠志去心

山茱　辰砂　天麻各一分

石菖蒲　川芎　甘草各一分

天南星炮二分生姜汁製　麝一

右為細末煉蜜為丸芡子大每服一粒煎金銀薄荷湯

化下

議曰風行於四時和順於内外長養萬物能生能敗

法令至周惟風之德夫人一身亦同天地順則和逆

則害所發之風由其虛而作應其熱而生有其痰乎
熱而發其驚閉竅不通氣脈流注遂有傳變於身為
害當用逐之何向童稚幼維嫩嬌危脆百病總歸于
可豈可取次疎忽凡治風有法度不可輕刀施功若
停待即須臾而更倉皇即拙謬而失深意審詳隨其
逆順以療之囊逐在後預進不及所載在前執化不
盡者正謂庸工醫之陋也善治驚癇也化其痰和其
氣鎮心神安魂魄通關竅順經絡使其榮衛常順流
行調其臟腑長和充實邪自和生風從何入乎有榮
小自然而散此癇由驚為疾豈可見留常令血脈充
肌膚壯頭目清精神備飲食即睡臥穩寒暑知時臟

腑常固其經絡自和榮衛自順比金之名決定不壞

斯乃順調善攝而已

奪魂散

治定癇良方奪魂散

白殭蠶去絲炒令黃色半兩　蛇含石燒紅用米醋淬七八次碾碎

白附子炮各一分　生銀　生金

牛黃如無以膽製倍加用之　烏梢蛇頭七八寸許酒炙

白茯苓　天麻各二分　天南星碎末一分生姜汁浸一宿用

半夏末二分生姜汁浸一宿各焙　赤脚蜈蚣一條酒浸炙令焦

犀角鎊二分　腦子　麝

右為末蒸棗肉為丸如○大每服十丸至十五丸二十

丸煎金銀薄荷湯下朱砂為衣

議曰癇之為疾又是一種證候若言驚風所傳古人有謂食風驚三癇若言不于驚風所傳古云驚風三發使為癇且癇為疾痰熱壅盛傳入經絡塞于心肺是致関竅不通故作癇疾發作有如驚風夭弔或因驚而生痰多或因熱而作風盛大小便不利上下氣不通心神悶乱若因而復生〻而復死沉〻默〻無由魁省忽尔氣透関竅漸得関通魂魄稍得安定向後心被觸腦氣不宣利發作如前是知癇之為疾乃由虛痰冷涎頑結于胷臆驚風併聚于関鬲常無精神心致不寧而存恍惚療理不專呆服不拔必自致

害何足恠者耶奪䰟散方經效秘傳修合如法活

神驗豈非至宝之謂也

濱山省翁活幼口議卷之十五

新刊演山省翁活幼口議卷之十六

議十種熱證候

医云熱有十種驚熱疳熱風熱潮熱傷寒熱癨熱積熱丹熱瘡疹熱餘毒熱

議曰有驚熱即有风熱此言驚风熱又有风邪熱乃感風戚病類同傷寒熱又傷寒熱類同瘡疹熱又瘡疹麻豆之後有餘毒作熱其傷寒後亦有餘毒作熱

議積熱有同瘧熱發來潮作又似癨熱綜曰潮熱蓋發作有期

議丹熱疳熱各自脉之不類諸證今將得效所治諸熱良方有四主治分諸熱證悉有功效非特觸類而分

之乃是所療治其根本而已無不應驗更不兼他業只此四方起效萬不失一載列在下請宜審察從業隨病瘳愈神莫能極僕盡心討論以其簡要不憚煩勞去此就彼撿閱再三猶若良將用兵奇正敵寇雖有兇惡必不能逃竄其病候或有同異其證候無過於折類為定必不疎遠綜錯矣韋自時退熱之理秘不可傳道由心悟得之可謂醇乎醇善之善者耶

議類證諸熱

議血熱即遍躰生瘡痍瘑疥瘙痒及至發作丹毒龍帶之屬

議骨熱即外冷内熱其病骨蒸候

議実熱即氣脉壯実五臟六腑氣充大便硬少或閉不通

議虛熱三焦不順五臟不和欲作痢候啼哭煩躁夜出虛汗或瀉痢後有熱

議三焦熱即上膈虛煩作渴頰赤驚悸夜後啼哭膈中讝語

議五心熱虛煩多驚小便赤澁膈不安穩氣麁或作癎痓

議肝經熱眼目赤腫疼痛眵淚羞明或筋脉拘急有夾風痰

議肺經熱鼻塞生瘡不聞香臭或餘毒不散

議胎熱兒在胎中受母飲食榮衛不順有餘毒之熱發
作斑疾或從降生之後皆作熱證
議傷寒後餘毒熱雖曾解表餘熱傳脉或入經絡久而
不散
議瘡疹餘毒熱其兒所患瘡疹不甚快速有餘熱留滯
在百脉之間
議項上生核作熱軟大微紅者名鶯氣核小三五連連
長短相類雜者乃餘毒熱亦名鶯癧初生乳幼者有
患之
議三焦蘊毒熱上攻咽喉之外名作頤熱氣血凝滯經
絡不行熱毒攻注故生癰癤

議麻豆作熱類似疹候麻子乃腑受病屬陽故易調理雖不服藥亦能自愈只恐喫毒冒風為之逆也

議溫氣熱即是時氣溫熱相襲而成小兒又令有時氣之溫未經患瘡疹者即重薰大小相傳皆作是疾

議小腸熱心經不利小便淋澁或簡管內疼痛

議胃熱作氣口臭或發嘔逆不思飲食亦由胃家虛熱浮之

議脾熱口若昏困喜睡因喫食毒物積聚在脾不化脚稍水冷

議邪熱肺經感受寒邪陰陽二氣不正痰涎咳嗽

議寒熱謂先寒後熱其狀如瘧乃虛中有積凡兒患瘧

癖癥瘕皆作寒热潮發

議傷風熱鼻声重頭痛脚热類如傷寒候

議傷暑热煩躁引領頭目昏重時正盛暑或曾感冒

議榮衛即血热也

議衛热即氣热榮衛不順即氣血不相參虛之致也

議筋热咬指甲見血

議胃热病作崩砂黑齒爛斷以至走馬疳極候

議煩热即啼之不已

議躁热即哭之不已皆由三焦不順心中積热虛煩躁
悶

議变蒸热只在五百七十四日之内三十二日一变六

十四日一蒸在其数発作者応也

議大腸熱乃是肺家有熱在裏流入大腸秘結不通

議癮疹熱乃是肺経有風在表肺主皮毛故生癮疹风

議痰熱因感风生痰在上鬲久不化作熱或在咽悪心

議驚気熱良由小兒受驚其驚気不散留在上鬲無淂自化故作熱每攻在顋項之間

議肚熱即是積熱證若加脚冷當与下之

議客忤熱初生之兒親戚外來兒觸其邪以乱其正故作熱

議癇熱驚風不散聚在経絡或入臓腑其候常発不省人事

議瘈瘲熱亦驚之所受入経未傳散略作搐掣

以上諸證受病治法分類于后

○分十種熱證附諸熱類

驚熱

癇熱　驚氣熱　瘈瘲熱　容忤熱　五心熱

傷寒熱

傷風熱　傷暑熱　夾驚熱　夾食熱

疳熱

虛熱　煩躁熱　筋熱　骨熱　腎熱

以上並宜与服葱根肔甲散

風熱

痰热　变蒸热　肝热　大肠热　瘾疹热

並宜加麦門冬子去心煎

丹热

实热　血热　三焦热　小肠热　龍帯热

並宜加大黄及燈心煎

瘡疹热

麻子热　温氣热　已出證热　未出證热

並宜加紫草茸川當帰同煎

餘毒热

胎热　肺热　傷寒後餘毒热

瘡疹後餘毒热

並宜加薄荷煎

項上生核作熱　作顋熱　癰癤毒熱

並宜加大黄朴消煎

以上宜服大連翹飲子 随證加前件 湯使同前

潮熱

栄熱　衛熱　瘴氣　两日一發

三日一發

積熱

脾熱　胃熱　痞癖熱　肚熱

瘧熱

邪熱　寒熱　脾瘧　鬼瘧夜發

罕癨　熱

以上宜服梨漿飲子

八種虛痢作熱

吐熱　瀉熱　霍亂吐瀉熱

以上並宜服正氣圓調胃散用調助胃氣不可

以涼藥退熱胃氣和其熱自然而散愈

虛中積熱　腹痛積熱　虫痛積熱

以上並推下積

肶甲散亦名葱根煎散

調理嬰孩小兒傷寒躰熱頭目昏沉不思飲食夾驚夾

食寒熱大小便閉澁或赤或白煩躁作渴冷汗妄流夾

積傷滯腸滿脹急青黄肺瘦日夜大熱及療傷風傷暑驚癇客忤筋骨臂臟癖氣等熱並宜服之脫甲散良方

柴胡三分去芦　川當歸二分淨洗　龍膽草三分去芦

白茯苓二分　人參二分　知母三分

甘草炙四分　川芎二分　麻黄二分去節又根一分仲

右件為細末每服一大分水小小盞入小葱白連鬚一寸同煎至半溫服不拘時候

識曰此方散熱扶表救裏表虚令汗不妄行裏熱令氣不閉結外即通關內即開渠通關流行經絡開渠不壅臟腑然其知母當歸順正陰陽人參甘草和益腸胃柴胡川芎敵去寒邪茯苓龍膽止汗

生津麻黄去節留根功全表裏葱白連鬚出汗效
正盈虧熱在表裏之間施無不可積傳驚癇之候
用立見功葱根至良号曰脫甲奇妙述難尽議書
載易詳但專誠用之對證功效莘無見消者耶

大連翹飲 治證在前

連翹 瞿麥穗 滑石 車前子

牛蒡子炒 紅芍藥各一兩 山梔 木通

川當歸 防風各半兩 黄芩去心一兩半 柴胡去芦

甘草炙各二兩 荊芥穗一兩半 蟬蛻去大脚一分

右件一十五味㕮咀每服一大匙水小小盞湯使在
前

議曰此方解利心經邪熱心與小腸受盛小腸乃水竇常宜通利壅則結滑則脫熱則澁盛則淋平凉心經三焦自順不待疾作而解證成而療者疎忽有之矣一十五味加湯使在前總覔蘊熱客熱寒邪風邪冒入肺經心將受之心不受觸傳于小腸或閉或澁或赤或白淋瀝不通榮衛不順壅之作疾其發多端以至禹熱眼目腫赤唇口白瘡津液不生涕唾稠盛雖在表裏俱得其宜驚風悉能散化痰熱亦自消除連翹之功不虚設爾

○梨漿飲 治證在前

青蒿 取花頭用童子小便浸一二次日乾為度 柴胡 去芦 人蓡

黄芩去心　前胡　秦艽去土　甘中炙

右木分㕮咀每服一歲兒半分兩歲一分已水小、盞入生藕生梨梨條亦得薄荷二葉生地黄一寸同煎至半去滓通口空心食前服兩滓併煎作一服

議曰此方治脾積寒熱其狀如瘧乃由脾氣陰陽相勝故也其寒在先陰勝於陽其熱在後陽勝陰、陽循之經絡傳歸于本依前後作不越三日而止重則頭痛嘔逆久則二三歲不歇左脇有塊小者如桃李大者似杯楪治法下去癥積痞塊自消然寒熱亦未能自解宜先與服梨漿飲連滓併三服定去寒熱了方可下積問之柴性寒凉何以

禦之荅曰所謂先寒後熱猶陰陽勝伏遞相更变陰積陽虧遂之致反故寒極熱生熱極陰作反汗自汗表有少解氣聚復作氣虚愈重所服梨漿飲以毒攻毒茶用青蒿以寒禦寒其熱不有寒必無加自然茉与衛陰与陽合寒熱再潮未之有也和梨漿之功妙哉絶倫稍能知用無不得安若患三載不過两服曾經十年只以此方妙用至純使人欽歎而已

正氣調胃散

治嬰孩小兒八種虚痢作熱或吐或泻発熱霍乱上下氣不復常心虚煩悶未作熱並不可加用寒涼之茶宜

与服此方正氣調胃散兼生熟飲子如不納食宜服分
氣紫蘓飲子正氣調胃散良方
厚朴一兩生姜和皮二兩擣壓在鉢中一二宿常番轉取二日乾慢火炒
半夏一兩洗去滑七次　白扁豆炒　霍香葉
陳皮各一兩　甘草炙　薏苡仁炒各半兩
白茯苓　白术
右為末每服一錢匕水小小盞生姜二小片棗子同
煎
議曰吐瀉作熱由其陰陽不順邪正相干臟腑不
和上吐下瀉又有只吐而熱者又有只瀉而熱者
皆是運動真氣上下不升降又吐瀉俱作曰霍乱

其児陰陽二氣不正臟腑愈虛且吐且瀉加之盛
也不尔風生作疾候変即慢脾風病家不知其理
医工罔究其詳古人不述其微致後学必招利害
今知吐瀉疳痢熱自裏虛発作豈可解利其表若
也攻裏由虛生虛循此調理可得其宜大小一同
輕重尽善至理之言明智可鑒

○議吐瀉詳證六法所治

議曰脾不和即胃不生栄不足即氣不正胃乃脾
家之本栄乃衛室之根々本堅固百虛不作表裏
充實諸邪不入治法服茶有六合分水穀即与五
苓散服合追暑氣即与香薷散服之合均陰陽即

与既濟丹服之合温脾胃氣調順三焦去濕即与
理中圓服之合平正五臟氣散虚温中即与正氣
調胃散服之合温中脘醒脾和胃去虚助氣開胃
進食即与分氣紫蘇飲服之以上六證用藥皆和
調順臟腑且臟既温亦和既正且順熱之一亦自
然秋散此亦證候万一不可直便用寒凉藥退熱
若將熱藥止吐与瀉攻發陰陽二氣差錯致作風
生遂急医風又投凉藥取次施為皆為乖繆由是
吐瀉之熱不可用以寒凉或致反誤利害應時矣
議潮熱有五
一因傷寒之後餘毒不解成潮熱宜服脱甲散兼小紫

胡湯

二因疳氣有塊陰陽不均成潮熱先服梨漿飲次三稜

煎圓

三因癥積食傷冷滯脾胃不和成潮熱先服脫甲次搨

氣下之後調胃

四因陰陽不和臟腑虛怯成潮熱或胃暑濕脾瘧成潮

熱單服煨薑散

五因瘡疹後餘毒不解成潮熱宜服大連翹飲子更与

助胃氣

議曰潮熱謂熱來之有期或百一發或兩日一發或三

日一發不越三日先寒後熱正定來者易治乱日者

難理疾起脾胃即是瘧候同出而異名只有單熱潮發之作寒長作勞若癥積傷冷積滯痞氣皆脚冷渾身熱若有虫積其肚亦熱如火凡兒有患脚冷肚熱者便与下之須量熱輕重分數而利有虫多者取之少則安之取虫宜在於春旺冬実之時其或兒壯虫盛不拘此説

○議痢熱

凡小兒患痢之時未熱久則氣虚其臟腑虚極作熱此屬悪候纔見痢候作熱此兒臟腑虚弱同於虚熱主治其或三焦熱引飲不歇四肢浮腫者理宜温補臟腑散除湿氣喘則難治凡痢熱痢熱吐浮熱並不可發散退

熱不任寒涼藥但理其病源調其臟腑和其榮衛生其胃氣令進飲食次與痢藥服之參酌赤白多少膿血相雜裏急後重用行血厚腸胃和中脘溫臟腑其熱自然退愈凡兒患痢不問輕重悉禁葷腥冷熱炙煿醃藏惡毒之物若恣口腹愈而復作若也求安須用戒絕之矣

議曰幼幼患痢悉由積毒而受虛熱而發三焦不和五臟蘊伏冷熱相攻陰陽交通是以作疾腸胃洞虛所言正患之時不熱稍愈其體溫壯衆莫能知此等皆由勞其形役其氣食其毒觸其臟餘毒不化所以作熱隱伏於百脈經絡之間無由歸本若更逐抑何得而安所用正氣謂胃智者默而唯然瘧痢之熱安

自内和若和則上下氣相承表裏相順使飲食以自然而然行坐以快樂而樂是謂和矣其或懸眉垂首挃腹操臍撼体拘攣焦唇煩躁皆由不和也所欲和者食飼粳粟菜餌参苓葱湯滌卧避風湿仍常以肛調胃散与服虽疾無加惟熱歇愈能禁能戒且安且樂而已

○議積證

應諸家方書並不言蟲者蓋所患只因五臟受病從陰成積其脾主食由食生冷果子甘甜熱毒木物積在中脘不化久而成疾故名曰積々之為患有輕有重其類多端病候不一豈可槩舉凡小兒有積熱無不肚熱腳

冷要知輕重但約肚熱為之分數其肚有及七分脹五分熱亦有三五分脹七八分熱者盛則兩脇膨脹緊滿既有此證須審其候方可服藥庶不致誤矣

議曰固積病久傳作腫脹小兒腫脹之病下項諸證皆由積毒悉不治而漸变作證候隨其輕重所發是以不同應小児食肉太早無不有積因積不化無不成癖飽飲過度無不氣脹由脹受湿無不發腫頭面脚手虛浮者湿在於脾理脾去湿隨手退愈若腹肚脹腫先膨蠱急至於作喘所謂乘虛入腹為疾難医不可容易轉動臟腑須究榮衛虛実若虛及分數先宜調中理其固実方可踈利若理不能充実則壞證

虛敗豈可轉動不惟無益恐涉深害

新刊演山省翁活幼口議卷之十六

新刊演山省翁活幼口議卷之十七

總論腫脹

腫脹二證皆由虛中有積久患失治漸傳作證候傳化多端隨虛實按輕重察盛衰審表裏主治先固其本後正其標得無恙矣

腫

受湿腫脚手面目虛浮　　食毒氣腫腹肚胃虛脹急

傷寒虛氣入膜腫　　瀉痢虛氣入膜腫

氣虛腫　　血虛腫

榮衛俱虛腫

脹

疳氣脹　疳極脹　疳積脹　氣積脹

痞氣脹　癖氣脹　癥積脹　鎖肚脹急

上鬲脹　中脘脹　食傷膨脹　蛔虫脹

脾氣脹　冷積脹　虛積脹

以上腹脹虛積並當下之用藥各有法度

○議腫

受湿腫　傷寒虛氣入腹

食毒氣腫　瀉痢虛氣入腹

○議曰此四種所患病不相同皆由虛盛乃得之受湿謂脾胃受湿冷久不尅化氣浮四肢頭面皆腫食毒氣由脾胃傷之冷積毒氣停留胃脘致虛入腹作

種傷寒由下之大早乘虛入腠作腫瀉痢之久脾氣亦虛是以致腫以上宜平調胃氣補臟充實方可去腫先服四味理中元减半乾薑加白术桑白皮同煎傷寒虛腫加枳實作喘加淡豆瀉痢虛腫服正氣調胃〻氣既壯以救生丹利之其腫即退再調補臟腑用觀音散良益固平復矣

氣虛腫（亦名氣蠱）　血虛腫（亦名血蠱）　榮衛俱虛腫（亦名氣血蠱）

議曰小兒所患腫脹一門最為要急前人少有究竟然腫脹已作皆由榮衛不順臟腑怯弱壅滯三焦流注百脉表裏俱虛邪正相乱所以致受四大浮盛腹肚膨滿多由食毒得之飲食得之癥傷得之飢飽得

之積久不化諸虛所入故成斯病；由虛得或則妄亂通下因虛致虛根不能去疾加已盛是謂壞証危候智者怯而為辭庸者暴以攻擊二醫不同誠屬難治原夫智者商之謂商量斟酌輕重良者審之雖曰良工由宜審其可否之意疑者竭之疑其病盛不可利只宜與竭其氣明者起之明其虛實已定良方起活謹遵其理始可調治藥用至真對證剋救即無恙矣

以上先與脈榮衛飲子次脈分氣飲子

榮衛飲子

調補嬰孩氣血俱虛榮衛不順四肢頭面手足俱浮腫

以至喘急者並宜服榮衛飲子良方

川當歸　熟乾地黃淨洗　人參　白茯苓

川芎　白术　甘草炙　白芍藥

枳殼炆别製衣　黃耆蜜炙　陳皮

右等分㕮咀每服二錢匕水小盞煎至半去滓通口

不拘時候

議曰榮者血温流行於脉衛者氣順調和於絡是

故榮行脉中衛行脉外陰陽相安循環無正自幼

至長不离呼吸無少滯凝其脉方調其氣乃順呼

吸之間脉不應息氣有遶滯流注經絡隱伏臓腑

虚熱則發癰疽背鄒實熱則患瘡瘍瘑疥況其榮

與衛陰及陽偏枯有作易感寒邪亦易致虛百病
皆由茲始此方最良雖兒幼小並可與服以壯其
根　血榮氣衛順且和矣腑寒臟虛溫且壯矣盈
虧自然而平法弱自然而正陰陽調均氣脉充實
乃曰妙工

分氣飲子

調理小兒腫脹作喘氣短促急坐臥不任四躰浮腫飲
食嘔噦神困喜睡宜服分氣飲子良方

五味子　桔梗　白茯苓　甘草炙
陳橘皮　桑白皮　草果去殼　大腹皮
白朮　枳殼去瓤切炒　川當歸　紫蘇

蘇子　半夏麴

右等分㕮咀每服二大錢匕水小盞生薑二小片棗子半箇煎至半去滓通口不拘時候兼八味理中元煎服

以上宜用救生丹通利

議曰清濁無混邪正不干上焦得之清涼下部受之温煖氣滯則少升降血虚則多流注雖是乳子呼吸一息其脉有至徐徐應指不遠其數者亦同大人流行但隨小大受之短淺而已若也留滯其脉遲數於病大過不及者有作善主療治欝則分之逆則順之停則利之滯則降之調理之法先宜以順其氣大抵

嬰孩氣順即易治脉壯亦易理証候梢傳欝逆停滯當以先明不待傳入而後究竟此方分氣須宜進益與分水穀之分者不同為用明者察之致迂曲

大效神功救生丹

治小兒氣虛喘息四肢浮腫腹肚脹急衝滿脥肋乍熱乍寒或瀉或秘皆由久停虛積榮衛不順宜用推去其惡毒之氣神功救生丹良方

雄黃令研　朱砂各一分令研　巴豆二十一粒去殼

乾薑二錢

右用水醋一盞以巴薑就煮令乾去薑不用將巴出

油和推朱研匀雪糕搜元如麻子大每一歲三元並
用酒浸赤為藥以少許送下
議曰夫幼〻受疾其來発端無過驚风痰熱痞積
吐利而已前賢衆多述論證候編着方藥究竟推
詳各有確實與見其有無辜痞積異作證候着乎
篇集或有罕見其證未詳其理者尽世難測難知
如亀胷決肋猢猻禁是也又復有壞證悪候自服
諸家元散輕重桐捘愈之不得全功疾之加為他
害提腓风之類是也悠〻既久方法何宜學醫之
士遇此等病未嘗告辞而屈若能此附觸類調理
雖則未效猶尚庶幾多是肆臆勉強而為稍或得

失利害甚重今 議救生丹方載譚氏所療無辜積議效驗至良晚進後生聞而知之且驚且喜蓋渠未嘗知用若也參究而又意到即忝功以副全功然後乃謂神乎微乎其妙至理醫工於此等證候須當至誠施設治幼起孩十舉十全百發百中矣

○議脹

○

疳氣脹　疳極脹　疳積脹　氣積脹

議曰小兒患疳證候皆由虛所傳積乃為母積既已作虛氣傳授遂成疳疾其名數種皆漸所致不可更與通利尤加重候即宜和益消疳調氣若尚有虛積便自後重當兼塌氣以去之先與脈神功

保童元以至泄氣為快既泄虛氣即散放臭民是也不傷其氣功效至良應患疳積便利無度大有功效

褐元子

治小兒陰陽不和臟腑怯弱乳食不消心腹脹滿嘔噫氣急或腸鳴泄瀉頻併腹中冷痛食癥乳癖痃氣痞結積聚腸胃或祕或利以頭面腫滿不思乳食及瘵五種疳氣八種痢疾飢肉消瘦氣麄腹大神色昏憒情意不樂常服散冷熱氣調和臟腑去疳積止瀉痢進乳食生飢內悅顏色功效非常不能縷述褐元子良方

蘿蔔子二兩微炒　陳皮　青皮去白各一兩

黑牽牛一兩半半生半炒煿杵住　京三稜炮一兩

蓬莪朮炮兩　胡椒半兩　木香二分

又一方加胡黃連半兩苦練半兩蘿蔔子只使一兩

右為細末麪糊為元麻子大每服三五十元煎蘿蔔湯下

議曰證候不明醫之過也元散不良士之繆也去醫裁藥審証察候猶若權衡以究標本醫藥純全之道凡調理小兒雜病須究疳証積候乃五臟所傳及至变作他患殊失源流遂而不反所以作疾此方最善寬腸下氣散結去欝其疳與積已作米作順傳逆傳並皆宜服功蓋常方大厚腸胃充實

職腑按證所療無不剋效京輦之下作痟藥貨賣
名聞四方活幼多數今不隱藏故述詳悉請敬用
之

痞氣脹　　癖氣脹　　癥積脹

議曰痞癖之氣同根異名作疾有塊皆在左脇男
女亦同然痞者陽證癖者陰證緣小兒脾胃不和
陰陽二氣交錯冷熱相制皆由積之所致故先寒
後熱一如其瘧汗出則息若先下却其積則熱往
往不去及增加重而又作腫虛滿頭面凢兒有是
疾醫者不可輕易投砒治之其砒有大毒衝胃三
焦作渴引飲水停在脾、屬四肢亦作浮腫重則

致喘煩躁虛悶倦怠不安毗之為藥豈可妄投宜先與服漿飲加湯使如法取令寒熱退三五日了却與三稜元磨化積毒以利為度去其根本若未通更服

三稜煎丸

治嬰孩小兒食傷生冷粘膩熱毒等物脾胃積滯久不尅化令兒肚熱脚冷痞癖寒熱及瘰癥瘕中脘不和膨脹上膈氣壅心腹不得宣通所以作疾此藥溫良但是諸積滯食不化並宜與服三稜煎丸方

京三稜　蓬莪朮並炮各半兩　芫花一分

鱉甲去裙米醋炙令焦半兩　淡豆豉二分重

巴豆二十一粒去殼　川當歸半兩　杏仁去皮尖一分令炒赤

右前六味一處以米醋一椀煑令乾仍就炒起更細截焙為末次入當歸末又入杏仁巴淡豆和勻水煑麪糊為元麻子大每服二十元生薑湯下大小加減服之

議曰此方亦名消痞元又名化積元其藥破氣行血和脾開胃應痞癖癥瘕諸積氣滯並皆療之噫調理嬰孩之法須究脾胃之源脾胃者乃飲食之臟腑也古云人無根株飲食為命然飲食之物有所宜則穀氣消血脉勻則肌膚壯精神爽有所不利則腸胃虛肢軆瘦面目黃疾病作是以藥固臟

腑其胃氣和即穀食自然消之其脾胃壯即穀食自然磨之若飲食遲化即氣弱飲食不化即氣虛小兒服此初安臟腑次益肌膚三焦既順百脉俱調效驗至良醫瘔第一

鎖肚脹急

議曰此一證候兒在胞胎中無恙只由初生七日内有患觸受而成急如水火其作延久漸見加重以至肚上青筋撮口不乳其候甚速得名脹急其兒感觸邪氣入腹衝心不能自化遂变风候及至成风不可更投藥餌雖然鎖肚撮口不乳其色未变精神未乱者速便下藥以通為度才通便安功

效至聖無可疑者兒已獲安吻乳如法漸次氣肚內重懽悦可愛宜服真珠天麻圓方在前急驚証內

附初生鎖肚撮口施藥法說

夫人總生下男女忽有一證男在三五七女即二四六日奇偶之有數陰陽之顯道者遂感客忤邪正相干令兒肚緊青筋禁口不乳此由客情外來致襲其邪陰陽不順胃䏔其正初生男女氣脉未定精神未全不經邪氣所以古人禁客一臘遠其此禍邪謂婬慾交適殺氣侵臨應非礼不正之屬總皆邪屬上古醫家著述繁雜難窮至要世俗雖有加艾理無灸法血氣方生豈固經絡若以艾灶即為虛設既受此厄越日移時母泣父啼痛心待斃咸謂傷嗟誰可與活僕忝執幼科傳授四世寅緣四祿之難

洋遊三紀一日　扣遇高明深詰其妙方藥祕傳屢用獲
慶嗚呼天地生萬物惟人尊貴人能稽仰於天地之間
且天地豈特害於人自是事在遇不遇之如此稍有感
傷悔怨執滯於人情者多矣僕輒行小惠普濟祢生躬
對神聰選材修合其或高下民戶生兒有被此難無問
輕重不拘早晚施與良餌決定保全頃然甦活豈　小補
哉

上膈脹　中脘脹　食傷膨脹

議曰膈與脘上下相承膨與脹輕重自別脘受疾
久則痞悶膈作病停則鬱結是和膈隱留堂脘臨
脾胃膈者猶隔也有如隔礙脘者猶管也通即流

利二位皆由食傷宿冷眠卧過時停滞氣不順於三焦怯弱脉虛傳於五臟所謂脾不磨食不化胃不開食無益所以膨脹若於膨脹之時不與消利遂致虛滿又於虛滿不為疎補其氣即攻中脘又於中浣不化即冒上膈既在上膈為疾必作形證傳即為重醫莫容易取愈食傷膨張宜服三稜煎圓中脘痞脹宜服王氏塌氣圓上膈欝脹宜服大茱連圓

大茱連圓

治小兒飲食過度膨脹胃膈上下氣不宜通欝滞迷悶情思少樂大則作喘强食不化作渴煩躁坐卧不任肢

躰倦怠膜脹疼痛宜服大茱萸圓良方

蓬莪朮　京三稜各一分醋煮　乾薑炮　青皮

陳皮並去白　木香　丁香各二炙　巴豆二十一粒去殼心膜出油

緣小細茱萸二錢

右為末醋糊為元麻子大每服七元至十元大者加服生薑棗子湯下

議曰痞鬱結注所因脾胃飲食生冷粘膩積氣不化滯在胷膈乃揔名上曰三焦下曰三浣上下相貫來去相侵虛處所受弱處所發致疾乃因久不剋化成害或由常不宜通癥瘕痞癖積之所由至疳痢吐瀉積之所因作今用此方大寬胷膈平厚

腸胃正氣温中消痞癖積能止吐瀉進美飲食藥

有神功尤宜察證

蛔虫脹

議曰此證候作與脾氣冷積虛積大抵相似然小兒腹肚緊脹天明吐津沫要美肉喫方少安乃蛔虫候脾氣多噎噫飲食不下虛中有積腹緊弔痛冷積脹緊膨滿心腹不任坐卧兩脇心鬲上下攻刺疼痛肉虫痛脹先與下虫元殺虫其虫困次與水晶元推下餘證各與調胃藥服却推下積宜服

小兒沉香煎元

小沉香煎元

乳香　沉香各一錢　肉豆蔻一个煨

杏仁一各　百草霜一分　木香

丁香仅各炒一　巴豆十四粒出油如霜

右為末黃酒封頭蠟和為丸如菉豆大每服三五丸淡生姜湯送下應患肚痛不止服之功效常服以通爲度

議曰此方乃感應丸加沉乳二藥是也療小兒虛中積證癥積疳疾冷積食積脾氣乳積腸胃久虛臟腑中脘不和痞氣鬱結或瀉或痢或嘔或噦腹肚疼痛兒體虛羸不堪動轉者並與服之其方此真珠丸等取積大不同耳只恐服此未能能通利若也通利誠為之幸乃冒逐虛存實和脾生胃之藥功無加諸

下虫丸

治小兒多蛔虫（亦名食虫）苗虫（亦名疳虫）胃虫（亦名血虫）並宜

服下虫丸方

鶴虱（炒一匁） 光粉（炒二匁） 膩粉（二大匁）

史君子（一百个炒） 檳榔（一分生） 龍牙根（一錢）

貫衆（子卯酉日採取者方驗綠色者佳二匁） 龍膽根（二錢）

苦楝根皮（酒炙二錢）

右為細末水煮麪為圓如麻子大每服三五十圓空心

食前甘草湯下或以猪肉清汁羨與服尤妙

議曰小兒疳積虫積皆由食肉大早脾胃本弱受之

不磨癧傷不化何况更加肥膩冷硬之物腸胃虛怯

因積生虫只有二種蛔茴胃也蛔多令兒喜食滋味
内脯之物腹肚緊脹心胷膨滿茴多令兒清瘦神困
肚脹青筋疳氣漸盛腸鳴瀉臭食即嘔噦胃多令兒
喜食酒肉食不生飢常作困遁嗔脹脥肋煩躁迷悶
眠不安蓆並宜服此真虫自化盛用利下仍須調胃
和氣助之

新刊演山省翁活幼口議卷之十七

演山省翁活幼口議卷第十八

小兒傷寒證候止議三種乃為正要有正受夾驚夾食

前述傷寒並用䏙甲散其病既分三種須當究論輕重

鼻塞小便赤欬嗽鬧啟不通壯熱面紅頭疼體重渾身

手足俱熱

凡治小兒正受傷寒及感寒邪傷風諸證宜服人參羌

活散小便赤色或心神不寧病在表裏之間或再復發

宜與小柴胡湯一二服

凡治小兒夾驚傷寒神困昏悸頭疼氣粗宜服王氏杜

薄荷及消風散

凡小兒夾食傷寒即先與微利次與䏙甲散或人參羌

活散下之紫霜圓為上取微利為度大抵小兒傷寒不可重表亦不重下亦不可併行表下之理今兒虛乏困重即成壞證難療

議曰凡小兒傷寒雖無多事須是認證分明應傷寒傷風只可表惟有夾食宜用下之凡夾食傷寒脚微冷似有積證相類但此等傷寒自是不同不可不問知其端的然後次第進藥仍丁寧病家令避風湿與忌生冷勿令強力無恣飽飡恐労胃氣其病再復且医家調理即須審度無有是瘡疹盛時及左右鄰舍有無所患之者若或有之亦不妨事但表解藥與服不可妄投驚藥餘無恙矣惟有壞證盖由前人用藥

不當撓乱陰陽故致為壞或因觸受風邪故致為壞或因強力食毒故致為壞或用冷温傷經絡故致於為壞々則難極治医學宜乎疾心而已九小兒傷寒候惟有咳嗽一證不為容易若有此證宜服人參枳實湯尅效萬一勿可攻擊善医者察之為良

大效人參枳実湯

治嬰孩小兒傷寒後氣不和順喘急咳嗽胸膈壅塞日夜頻悶神困力乏不思飲食仍療虚痰煩滿頭目昏暈但是傷風感冷咳嗽並宜服之

枳実 肆箇米泔浸去穰切麩炒　　桑白皮

半夏 湯洗七八次切仍以參汁浸　　甘草炙

白茯苓　款冬花

五味子　阿膠麩炒

細辛去各半兩　人參壹分

麻黃去節　苦梗各半兩

右㕮咀每服一小撮水小盞生姜三片棗半箇烏梅少許同煎至半去滓通口服二滓併煎

議曰小兒傷寒作熱頭痛等證或已發散退熱或已化痰定喘或已安神定志或已開胃進食兒孩平復父母忘憂喜之甚善尚有一證日夜咳嗽多方不愈良由元受邪氣入肺葉內無能得出不堪吐利何由而安凡兒傷寒後及感風咳嗽不愈者宜服此方湯

使煎令如法椀盛盞蓋將口就吸徐徐服之不過三
五次瘳痊此方瀉肺補氣寬膈化痰滋潤五臟和益
三焦下惟理嗽調中更善

小兒驚熱風痰

議曰此名四證已述前篇兼載八候續之今後舉驚
熱或併風痰未発陰陽二癇之前医者即先與化痰
禦風退熱利驚如此逐病推究不惟繁難乃無法所
治是故艱於療理若已向病於證何憑凡此四證相
隨不可攻其一也利其驚則風縱退其熱則痰壅久
尋絲理未究盡善忽一日省悟錢氏方宣風散正為
此等兒孩病說有痰即壅有熱即閉有風即搐有驚

即悶昏々沉々輕藥不能散重劑恐傷害但與服疎風散（輕也宜風 只欠々味）一服之間風痰驚熱悉皆消去神情慶悦四肢和安觀其此藥似有狼虎困之即和順推痰利驚散風解熱只與一服不移其時可見功效掌見医工調治此等證候多是疑惑進退怯懼若過其時延其日則候傳變驚目驚作風自風生痰自痰壅熱自熱聚或急或慢八候相從反覆傳變遞互發越此時不可得而進此藥然疎風所療四證相待如賊方會極力一衝盡便散敗不致作害及其聚而自散皆流入諸經或絡或經或脈故作搐搦引掣等候矣

大效疎風散

治嬰孩小兒驚熱風痰四證結聚於胷臆之間令兒昏困沉重関竅不通諸脉氣閉所以默々欲食不食欲起不起倦伏不知其證候者但不經吐利宜與服之立見甦省大效踈風散良方

錦紋大黄 緊實者三分重　雞心檳榔 貳重

舊陳橘皮 去白貳分　朴消 壹分

黑牽牛 壹分半熟

右五味為末每二歲兒服半分匕三歲一分匕先用生蜜調就次煎薄荷湯點與服不拘時候

議曰風痰在上即吐在下即瀉 諸南上下也 一服之間決定安樂未可便投他茶恐相致悮常人只和用

脳子麝香参苓术附子香附無擔員之藥似此四證
如何和順調理

痔

疾證候方議

議曰五痔八痢本經所載詳明然究竟痔在五臟五病故有五名及其順逆相傳変動臟腑則病不犄證候而作者豈可以五痔為數八痢為拘痔者始自於痔痢者起自於痢痔以飲食不節過傷脾胃痢即脾胃虛弱而受積毒治痔之藥理脾胃溫中補氣消痔煞虫治痢之藥理腸胃去湿調中滋血和氣為上

大效史君檳榔圓

治嬰孩小兒食內太早傷及脾胃水穀不分積滯不化
疾作疳氣等候宜服大效史君檳榔良方
肉豆蔻兩箇炮　檳榔一箇生　宣連
胡黃連　陳皮　青皮
川練子肉炒　蕪荑炒去皮　神麯
麥芽並炒　木香　夜明砂炒去土
蘆會　川芎各壹分重　麝一字
右為末積猪膽汁薄荷為圓如麻子大每服三五十
圓溫飯飲下
議曰積是疳之母所以有積不治乃成疳候又有
治積不下其積存而臟虛成疳尤重大抵小兒患

疳泄泻無時不作風候者　何惟疳泻名　熱瀉其臟腑轉動有限所以不成風候雖瀉不風亦轉它證作渴虛熱燥煩下痢腫滿喘急皆疳候虛證　古云疳虛用補虛是知疳之為疾不可更利動臟腑発作之初名曰疳氣腹大脹急名曰疳虛泻痢頻併名曰疳積五心虛煩名曰疳熱毛焦髮穗肚大青筋好喫異物名曰疳極受病傳臟已極熱発往來形躰枯槁面無神彩肉無血色名曰疳勞手足細小項長骨露尻臀無肉肚脹臍突名曰丁奚食加呃噦頭骨分開作渴引飲虫從口出名曰哺露此皆疳候又因多食生冷疳粘肥膩積滯中脘不化久亦成

痢治痢之法量候軽重理其臟腑和其中脘順其三焦便胃氣温而納食益脾元壯以消化則臟腑自然調貼令氣脉與血脉相參壯筋力與骨力俱健神清氣爽痢消虫化漸次安愈若以藥攻之五臟踈郤腸胃下去積毒取出虫子雖曰医療即非治法蓋小兒臟腑虚則生虫虚則積滯虚則痢羸虚則脹滿何更利下若更轉動腸胃致虚由虚成痢々虚證候乃作無辜之孩難救矣

胡黄連圓

治嬰孩小兒一切證候及一切虚痢他藥無功此藥極效胡黄連圓方

胡黃連　蘆會　草黃連

肉豆蔻炮　桂　人參

朱砂　麝一字　史君子去殼

木香　弔藤　龍齒

白茯苓以上各一分重

右各生用為細末取豶猪膽兩枚裂汁和末令勻却入袋內盛之以繩扎定湯煑半日取出切破袋子更入　莨菪子二分重微炒　黃丹一分重　二味別研如粉入前藥和勻搗五百杵為圓如菉豆大但是疳與痢用粥飲下五七圓子幼者三圓不喫粥飲乳頭令吻能治一十二種疳痢及無辜者功效非常

議曰疳之疾危発由於漸痢之後逆傳自於延延久
為逆初見其輕言之曰常後知其重告之無門是以
疳痢皆由積毒嬌恣口腹肉虛以致虛用害而傷
害医工見有此等自是憂疑病家欲得便瘥豈無
性急更音耕遷取活展轉愈深或疳極而肢下痢或
熱盛而加作渴或煩躁四肢虛浮或飲食一時嘔
吐常方不能安愈快劑恐越傷和惟宜服此

肥肌圓

治小兒一切疳氣肌瘦肢弱神困力乏常服殺虫消疳
開胃進食肥肌圓方

黃連一分去須　川練子肉各半兩炒　川芎半兩

陳皮　香附子各一分酒煑炒乾　木香二錢

右為末水煑細麵糊為圓麻子大每服三五十圓溫飯飲下

議曰驚癖積痢各分證候用藥今有小兒患癖虛困又作痢疾二候相加最為惡重癖痢併行臟腑虛乏之極熱毒差重皆係積之久滯雖曰係積無積可療乃虛受之然謂其虛補之不及所見其證不得良方以何對治雖獲其方不審其候亦難療也良由脉與病同藥與證對医工運功扶而起之必得安樂胡黃連圓無以加諸肥肌良方亦佐勝

蘭香散

治小兒走馬疳牙齒潰爛以至崩砂出血齒落看蘭香散方

輕粉一錢重　蘭香子末一錢　密陀僧半兩醋淬為末

右研如粉傅齒及齦上立效

議曰嬰孩受病證候多疳良由氣鬱三焦疳分五臟內有脾經常虛得疳名之曰急以馬走為喻治療頗難此等一證初作口氣名曰臭息次第齒黑名曰崩砂盛則齦爛名曰潰槽又盛血出名曰宣露重則齒自脫落名曰腐根其根既腐何由理之嗟吁豪家育子餔以甘肥腎堂受之虛熱或緣母在難月恣味珍羞令兒所招即非偶然而作今將

秘方述于後

又方傳齒立效散

鴨嘴膽礬一錢重匙上煅紅研　麝少許

右研匀每以少許傳牙齒齦上又一方用蟾酥一字加麝和匀傳之

議曰血之流行者榮也氣之循環者衛也變蒸足後飲食之間深恐有傷於榮衛而作衆疾其或氣傷於毒血傷於熱毒攻之虛臟所受何臟爲虛熱蓋小兒腎之一臟常主虛不可令受熱毒攻及腎臟傷乎筋骨惟齒受骨之餘氣故先作疾名曰走馬非徐徐而作所宜服藥耳露飲地黄膏化毒丹

消毒飲其外證以前行立效散及麝酥膏傳之切忌與食熱毒之物此痔不同常證乃係無辜有作医宜深究保全為上若用常方難擬愈活

獨活飲子

治腎痔臭息候良方

天麻　木香　羗活

防風　麝香少許細為末研和入

右各壹匁重為末每服一匁匕小者半匁麥門冬熟水調下

三黃散

治腎痔崩砂候良方

牛黄　大黄　生地黄
木香　青黛
右等分為末每服一钱匕熟水調服

人参散
治腎漬槽候良方
肉豆蔻炮　胡黄連　人参
杏仁炒　甘草炙
右等分為末每服一钱匕小者半钱温熟水調服

檳榔散
治腎痹宣露候良方
木香　檳榔　人参

黄連　甘草 炙

右等分為末每服一匁小者半匁熟水調服

黄耆散

治腎疳腐根候良方

黄耆 蜜炙　牛黄　人参

天麻　蝎 炒　杏仁 炒

白茯苓　川當皈　生地黄 洗

熟乾地黄 洗

右等分為末每服小者半匁已煎天門冬熟水調服

麥門冬 麻得

地骨皮散

治腎疳齦齶牙歯肉爛腐臭鮮血常出良方

生乾地黄 兩半 真地骨皮 細辛 各壹分

五倍子 炒令黒 弐久壹

右為細末每用少許傳之頻與功效喫不妨

識曰本経所載疳證有五謂五臟所受故得其名今述腎疳一臟有五證候者最為要急不可同常此疾具陳有五種候傳迅疾可畏乃知走馬之號不誣初発之時兒孩口臭上干胃口氣息臭觸漸進損筋齗肉生瘡或腫或爛其歯焦黒又進從牙槽内発作瘡疱破潰膿爛又進熱逼入脉時々血出其熱注久牙齗腐壊槽寛歯脱六七歳孩落盡

不復更生豈可治療今以妙方宜速與隨其傳変而理不待疾作而後藥也

痢疾證候方議

豆蔻散

治嬰孩小兒腸胃虚弱糟粕不聚瀉痢不止或赤或白冷熱不調日夜頻併愈而又発宜服殢腸豆蔻散良方

肉豆蔻 壹个煨　　胡粉 炒貳夂

龍骨 生壹夂　　白礬 枯壹夂

右爲末每服壹夂温飯飲調服不拘時薄糊圓麻子大五六十圓

議曰胡粉即真鉛粉也以鉛法造出韶州名韶粉

定州名定粉揔名光粉其性㴑故用此以㴑其腸令不虛滑豆蔻溫臟之藥安和腸胃龍骨白石脂腸止痢所患腸虛滑下痢日夜無度者服之隨時痊瘥應葷腥之物鹷鹹之屬悉與禁止亦治秋間白痢至效

生熟飲子

治嬰孩小兒虛積痢腹肚疠痛下痢裏急後重日夜無度宜服生熟飲子良方

罌粟殼 大者四个一半炙些一味去尽内瓣浮膈之者佳

陳皮 貳片半炙　甘草 貳寸半炙　烏梅 二个半煨

淮棗 二个半煨　生姜 二塊楂大半煨　木香 壹夂作兩片半煨

訶子二个大者半煨　黑豆陸十粒半炒　黃芪二寸半炙
白朮二塊指大半煨　川當皈二寸半煨
右件各半生半熟㕮咀和勻每服叁匁水小盞入磁
瓶內煑去半濾滓任意與服至多勿慮所有生黑豆
不要打破只圓全同煎效
議曰病有冷熱藥有生熟病有陰陽藥有造化病
有虛實藥有君臣按君臣以理虛實分生熟而均
冷熱治療主本之法也平和腸胃之方也順益三
焦之切也安調五臟之至也陰陽既分冷熱既散
腸胃既厚三焦既益五臟既順良由藥有造化且
水穀自分榮衛自正糟粕自聚飲食自納其瀉與

痢何患不愈生熟飲子也功乃盡天下之妙不可
忽

神效雞青圓

治嬰孩小兒一切痢疾神效雞青圓良方

木香 二分 土黃連 一分去須 肉豆蔻 一箇大者生

右三味先碾為麤末取雞子青搜藥作餅於慢火上炙過令黃色变紅者稍乾擘破碾羅為末白麵糊圓麻子大每服三五十圓溫飯飲下

議曰木香黃連一陰一陽藥木香善導水利氣脉黃連厚腸胃二味君臣相佐陰陽相順加之豆蔻溫和臟腑止瀉痢功效弥良凡兒患瀉與痢不問

證候輕重並宜攙先與服不問臟腑冷熱愈多愈效然雖青為物有毒是以毒氣引藥致效若去此一味其功不作矣

大效至聖千金飲子

治小兒脾積虛痢便下五色先由嘔吐後作泄瀉腑肢疞痛腹肋脹滿受濕虛鳴膿血相雜下如豆汁亦如瘀血日夜無度食少肌羸宜服大效至聖千金飲子良方

綿黃耆蜜炙　甘草　陳皮

罌粟殼炙　木香　白芍藥

地榆　川當歸　枳殼製炒

黑豆炒　烏梅　淮棗

白术　訶子炮去核秤　黄連

右等分㕮咀每服貳夊水小盞煎至半去滓通口與服

議曰臓腑虚中加燥故患熱痢或爾虛寒乃患冷痢或由暑氣胃之水穀不分或受湿氣臨此腸胃有作或因食毒傷脾肺或因宿冷停積臓腑或腭。因表裏不解或因冷熱相承或因飲食過多或因飢餓不及多飡醃臓常噉魚鮝或是母懷胞胎恣其口肢積此日久氣不宣通遂令疾患有加致作無度畢竟腸胃虛損日夜呻吟痢下頻併宜服此方效驗若神

大艾煎圓

治小兒虛痢作渴不止大艾煎圓良方

大艾葉燒灰　乾葛粉　胡粉炒

海螵蛸　龍齒

右件等分為末煉蜜圓雞頭子大每服一粒至二至飯飲磨化

議曰下部既虛無不作瀉々止加虛無不成痢瀉痢轉虛故有上盛三焦不順所以作渴渴若不佳則瀉不止痢不歇又以止渴其藥性凉瀉痢尤重此方兩獲全功扶救痢疾不致其虛亦不致熱

白餅子

治小兒秋痢號曰毒痢純下白膿肚痛白餅子良方

北苍枯白淨　戴粉一文重

白麪半兩　胡粉炒各一文

右件和匀水搜作餅如錢大每服半餅大者一餅飯飲磨化

議曰秋氣金旺則母虛矣夏月火爍則子困矣夫人五臟六腑乃循四時而行故曰秋濕脾胃若胃口有毒禁閉不食輕粉却毒次用豆蔻麪與喫兼雞青生熟飲閉服開胃醒脾乃愈

术蔻麪

治小兒禁口痢一粒飯一喫宜服术蔻麪良方

白朮半兩　肉豆蔻炮貳枚　木香二錢

右為末白麪貳兩入藥水搜作劑切作條子水煑令熟用葱白生薑鹽各少許和汁滋味與之番入多少仍兼雞青圓服

香脯

治小兒刮腸下痢禁口不食閉眼合口至重者香脯妙方

精猪肉一兩薄批作壹片　膩粉半錢壹重

右將肉於炭火上慢炙旋鋪膩粉令勻炙令成脯每以少許與喫如未知喫且放鼻頭自然要喫此方治胃口有毒至奇至妙

疳熱證候方議

議曰小兒疳患乃是五臟所受積氣相傳今議患疳有患熱者由其候虛也盛積者乃疳之母所有積不治遂傳成疳又有治積不下其積存而臟虛其疳傳而脈弱臟腑傳過經絡致受由此作熱證候尤重雖不發作风痰畢竟危困沉重經云疳熱證謂勞形作渴虛煩頻吧不食下項良方過其輕重而與服也仍擇所當勿可縱恣誤致乖違便計利害

人參散

治小兒疳熱虛煩作渴不思飲食四肢沉重服人參散

良方

人参　　　　蓬莪术　　　川當皈
竜脳草根　　甘草炙　　　赤芍藥
白茯苓　　　枳殻浸去穣切作小片用麸炒令赤色

右等分為末每服半銭煎麦門冬湯調服無時候

神妙宣氣圓

治小兒疳熱久蒸肌肉消瘦形容憔悴神情不樂飲食雖多不生肌肉宜服此方大有功效神妙宣氣圓良方

蓬莪术炮　　赤芍藥　　　川當皈
大黄炮　　　鱉甲米醋炙去裙焦為度

右等分為細末水煮麺糊為圓麻子大一歳二十圓

熟水下大小加減

蚵蚾圓

治小兒患無辜疳三焦虚熱飲水不歇下痢頻併日夜無度煩躁乾呕食入即吐如此惡證服常疳藥分水穀止煩渴治下痢進飲食但無效者宜用此方治之隨藥取安一服虚熱去兩服煩渴止三服瀉痢住不過三服諸證悉應尅效萬一神聖秘密蚵蚾圓良方

蟾蜍一枚夏月取生活者乃是溝渠中肢肚大不能跳又不能鳴者身上多痱磊是也

右取糞虫一杓放桶中更以屎灌四維令乾即留得其虫却將蟾蜍打殺頓在虫上任其虫咀食兩日間

用新布作袋包裹小麻繩繫於急流中推一宿明日取上滓乾After上焙為末入麝和勻湯浸蒸餅圓麻子大每小者二十圓大者三十圓溫飯飲下或用麥門冬ヽ子去心煎湯空心食煎日進二服功效如神

宜至誠修合

演山省翁活幼口議卷ヽ之十八

新刊演山省翁活幼口議卷之十九

池瀉證候方議

議小兒泄瀉傷積而作瀉者初以補藥治不止之時須當下去其積推積綫下其瀉自止下之宜與小沉香煎圓理虛中積甚良多與服之或以小塌氣圓又不下更與三陵煎服之切不可以宜轉藥恐成滌蕩矣積滯已下與服調胃温脾藥及既濟丹此乃理積瀉夏月暴瀉由其臟寒虛腸滑利泄速與契聖丹如滑不禁進㵐腸散次與契聖既濟丹若洞利其瀉不常發作駭人速與㵐腸赤子次與朮附湯稍與遲緩其候必更療瀉之理豈可相待病家無知醫工當謹

殢腸散

治嬰孩小兒腸胃虛寒臟腑久冷泄瀉不止殢腸散良方

真鉛粉半兩炒　白石脂二錢

白礬枯二錢　白龍骨壹錢

右為末每服半錢匕大者一錢温飯飲調下薄糊作小圓多服效

契聖旣濟丹

治小兒陰盛陽虧臟腑虛寒泄瀉不止契聖旣濟丹良方

熟地黃壹分　白礬

半夏末貳錢生薑汁浸半日乾秤

右為末雪糕圓如麻子每服三五十圓温飯飲下

术附湯

治小兒臓腑虛寒泄瀉洞利手足厥冷术附湯

附子半箇炮了者　白术壹分

乾薑貳錢炮　甘草一錢炙

右㕮咀每服一錢水小盞煎至半去滓與服手足煖止之須是洞世半足冰冷方可與服

○小兒吐證方議

所述證候在前今具良方于後其證又有風癇吐即類痰吐治之文氣吐即類胃寒吐理之驚吐即類熱吐積滯吐即類冷吐氣逆吐即類食吐療之

八白飲

治嬰孩小兒脾虛胃弱腸有風痰水穀入口悉皆嘔噦躰羸氣乏飲食不下霍亂吐利神情恍惚心胷膨滿中脘不和八白飲方

沉香　霍香葉　人參

草菓　白川乾薑炮　半夏曲

白芍藥　白檳榔　白豆蔻

白茯苓　白朮　白扁豆炒

白芷

右件等分為末瀉後復吐或吐後復瀉每服一錢水小盞生薑二小片棗子半箇煎三五沸通口不拘時

候

人参温中圓

治嬰孩小兒驚吐熱吐心神悶亂中脘不和漸加恐悸恍惚無定人參温中圓良方

人參　白术　白茯苓

半夏湯洗七次　陳皮　肉豆蔻煨

右等分為細末蒸淮棗肉為圓麻子大朱砂為衣藿香生薑湯三五十圓不拘時候多眠勿慮

調中正胃散

治嬰孩小兒中脘不和胃氣不正胃冷傷熱吐噦煩悶神困力乏飲食不美虛弱思睡睡不安穩調中正胃散

良方 加木香名(木香散)

霍香葉 白朮 人參
白茯苓 甘草炙 陳皮去白
山藥 白扁豆炒 半夏曲
川白薑

右等分爲末每服一錢水小盞生薑二小片棗子半箇煎三二沸服

煨附圓

治嬰孩小兒積滯吐冐堂欝結中脘痞悶氣不舒暢開膈嘔噦即吐宜服煨附圓及温中圓煨附圓良方

黑附子二錢末 丁香五箇

右以水搜附未畏丁香再用麪劑包於煻灰中煨熟
去麪為末生薑自然汁圓如麻子大每服三十圓煎
薑棗湯下

青金丹

治小兒陰陽二氣不均霍亂吐嗞青金丹良方

水銀壹錢重　硫黃

右和研令水銀不見星只作墨色取生薑汁作糊圓
麻子大每服十圓至二十圓用淡生薑湯下

豆蔻散

治嬰孩小兒虛吐飲食之間便作嘔嗞盖由脾寒或哯
無時吐後暈悶胷堂鬱結上下氣逆宜服豆蔻散及香

朴圓豆蔻散良方

內豆蔻煨一箇　木香　丁香

白术　白茯苓　甘草炙各錢重

藿香葉壹錢

右為末煎藿香棗子湯調一錢半服之必效生薑湯亦得

半丁圓

治嬰孩小兒痰吐風壅所致或因感風痰盛咳嗽作熱煩悶神不安穩睡眠不寧可進飲食或欲飲食食之即嘔蓋由風痰在膈飲食不下先服半丁圓次用正胃散及正氣溫中散半丁圓良方

半夏半服者半兩湯洗七次為末　丁香壹錢重研碎

右將半夏赤水攪作劑包丁香再以麵劑裹煨令熟去麵為末生薑自然汁圓麻子大每服三二十圓淡生薑湯下

正氣圓

治嬰孩小兒食傷癥冷逆不升降嘔吐不已胃膈留停積滯不化宜服塌氣圓或一向只作乾嘔噦聲頻作宜服正氣圓良方

藿香葉　厚朴生姜製　陳皮

半夏曲炙　白朮　白茯苓各一錢

甘草炙贰錢　乾薑一錢　三稜炮贰錢

右為末煉蜜為圓如指大每服一圓生姜棗子湯化開與服

塩豉圓

治幼幼哯乳不上宜服此立效兼小沉香煎圓塩豉圓良方

鹹豉七粒口内含去皮　膩粉一錢匕

右研圓如麻子大每服三圓至五圓藿香湯下乳頭吻亦得

渴證方儀

議小兒渴證一見唇紅如丹三五分者即發三五分渴若七八分紅者即七八分作渴其有發渴唇紅焦黑者

即久渴虛盛疾如傳極證候危篤故也凡小兒有痟渴引飲不歇心肺虛熱唇焦舌裂有瀉渴者肌躰羸弱神困力乏有痢渴者虛熱積臟眉皺肚痛有傷寒候發渴者有痞癖虛煩引飲不歇俱在三焦不順五臟蘊熱煩躁昏悸神情不樂參分證所受主治用藥

治小兒三焦虛煩作渴引飲不歇冝服三黃丸如朴消小許重作小圓子煎麥門冬飲下

治小兒傷寒候發渴唇口焦乾強燥盛者竹葉石膏湯主之

治小兒痞癖作渴不止大芝灰餅子主之

治小兒熱瀉作渴五苓散如乾葛主之煩熱香薷飲如

黄連治之小便澁閉水實不通煎車前瀉主之用草
前末甘草炙二味煎湯

治小兒痱瀉蚋子麝香圓主之

喘急證候方儀

小兒有困驚暴觸心肺氣虛發喘有傷寒肺氣壅盛發喘有感風咳嗽肺虛發喘有因食鹹鹺傷肺氣發虛痰作喘有食毒熱物冒觸三焦肝肺氣逆作喘喘與氣急同出異名別之輕重疾究兩端喘即口開隘於胷臆氣急即取息短滿心神迷悶盛即如之喘促不待傳變宜速降下寬中補肺利膈化痰固氣即愈惟有驚喘暴急心肺干亂停積不散金火相剋逆而不實錯亂血脉擊

觸臟、腑速療乃瘳緩即加重重即傳變、、即八候有作

八味理中圓

治小兒心肺不和息數脉急上下不升降中膈痞滿鬱隘胷臆坐臥煩悶神情不樂飲食不下八味理中圓方

人參　甘草炙　白朮

乾薑　枳實麩炒　白茯苓

五味子去梗　桑白皮去赤皮

右等分為細末煉蜜為圓小指大每服一圓淡豆豉五粒水小小盞煎至半去豉通口服無時

大効雄朱化痰定喘圓

治小兒因驚發喘逆觸心肺暴急張口虛煩神困大効

雄朱化痰定喘圓方

雄黃　朱砂各一錢研　蟬蛻

全蝎炒　地龍　白殭蚕

天南星　白附子炮各壹分　輕粉半錢重

右為末麵糊為圓麻子大每服三十圓薄荷茶清送下食後服

又方定喘飲子

天麻　防風　羌活

甘草炙　人參　苦梗

白术　川芎　半夏麯

右等分㕮咀每服二錢匕水一小盞入麥門冬子拾

肆粒同煎去滓通口食後服

雄黄丹

治小兒齁齁喘滿欬嗽心胷煩悶傷熱觸毒雄黄丹良方

雄黄 朱砂各一錢令研 杏仁十四粒炒

巴豆七粒 豉淡者二十一粒

杏巴豉三味用米醋半盞乾薑一片楮大煑令乾研成膏皂角一寸蜜炙焦先去子與皮法製牛膽一分同雄朱與杏膏研令細

右和入杏膏麪糊為圓麻子大每服一歲兒五圓壯者七圓三歲十圓淡生薑湯下

新刊演山省翁活幼口議卷之十九

演山省翁活幼口議卷之二十

○瘡疹證候方議

凡兒所患瘡疹水豆麻子蚊丁火疱等諸家之說或有異同大抵此證出乎五臟肺曰水疱肝曰膿疱心曰血疱脾曰黄疱腎曰黑子小兒不問長幼所出黑子陷者最為惡候或因風吹或由觸毒皮下隱隱出而不透名黑陷子死者多矣良由服藥有誤冷氷其内毒不發出為害甚重凡瘡疹之疾證有多端其欲發出之時或有作熱者不作熱者有驚有掣者有狂燥者有呌哭者有煩躁者有自汗者有讝語者有呵欠者有遁悶者有神昏者有嘔吐者乃緣所發於五臟虛實之不同耳或謂

耳鼻脚梢中指冷為之驗者屡寃之或中或否今得至要妙訣凡兒作熱有如傷寒候疑惑之間不敢直謂者但者耳後有紅脉赤縷定是瘡疹證候更無可疑若發驚不可下驚藥有熱不可退熱有汗不可止汗或吐不可理吐但順其表温其中自然而發出或有首尾不可下或曰首尾皆可下衆疑謂之非説愚曰二家所説皆善也且兒氣脉充實宜微下之恐作煩躁若也氣虚直不可下恐瀉易脱如欲利下即用消毒飲子七寶洗心散或四順清凉飲一二服以通為度切不可用真珠圓及有巴粉之類並宜禁之如有熱煩躁與順大連翹飲加紫草茸功效但减黄芩今人纔見瘡疹已出未出便

與升麻葛根湯其性頗寒只宜少少與服其或不當者蓋用大過反壞其表允服葛根湯宜加白芍藥糯米人參紫草茸川當歸功效甚良

○議癥瘕痞癖

癥（音眞又音呈）傷食得之痛刺脇肋心胷煩悶飲食不下吐噦惡心久不醫治漸成癥結又曰食結

瘕（音瑕又音加）傷血得之胷膈鬱悶痛引少腹時或攻築上搶心胷雖不阻食肌肉不生久而不治漸成瘕結又曰血結

痞（音甫又音匕又音俾）傷氣得之心腹膨脹肚大膓滿痛刺往來注扛左肋面黃肌瘦倦怠無力久而不治漸在痞

癖塊又曰氣塊

癖音僻傷積得之其證如腸澼之疾便利無度滑不成糞似痢非痢似虫非虫腹肚乾痛上築心胷滿悶久而不治頑結不散後結成塊有類痞狀

以上四證皆作寒熱有如瘧候一般悉由傷及五臟惟痞癖在脇肋塊其氣結聚男女皆在左脇曰證大同小異凡治寒熱先以梨漿飲進一二服退其寒熱其寒熱已消去三五日後方可與服磨痞圓即日日頻頻與服癥瘕之疾只與三稜圓下去積毒以通為度

人參蘿蔔飲

治小兒痞癖肉食砒藥圓子作湯煩躁頭面浮腫腹肚緊脹喘促坐臥不得肌體羸瘦困乏寒熱尚在宜服人參蘿蔔飲方

白朮　桔梗　甘草炙

人參　麥門冬子去心

右等分為末每服一大錢匕取生蘿蔔汁半盞煎至半候冷與服

豆蔻草果飲子

治小兒痞氣未解重復取利致之虛乏腹肚疞痛不思飲食面目虛浮強食嘔吐宜服此方豆蔻草果飲子良方

肉豆蔻一箇煨　草果　檳榔各箇

綿黃芪拖蜜炙　白茯苓　白芍藥

白术　甘草　陳皮各錢

半夏曲一錢

右父咀每服二錢匕生薑三小片烏梅半箇棗子一箇用藤紙包裹蘸湿煨令香熟去紙用水小〻盞煎至半去滓通口空心食前兩滓併煎兼與小沉香煎圓服之功效

○服患證候方議

凡小兒患眼皆由熱毒得之方藥甚衆惟有班瘡眼患此疾最爲惡候若有是疾皆由兒病不謹口腹或班瘡

方愈便與食毒散熱、、毒入肝腎之間便作瞳痛羞明怕日眵淚難開毒者謂其炙煿醃鹹油麫白卵黃牛母猪米醋鮭鯗鮓醬雞羊鵝鴨蝦蟹魚鱉腥膻鱔鰻飛禽包氣之屬悉為斯欲及至熱退痛止睛中白翳已生或一隻兩睛隨其輕重得之宜速與療

透閏散

治小兒斑瘡初作眼患痛澁羞明怕日出淚頻多或已覺漸成白翳子宜用神效透関散良方

蓽澄茄 不拘不少

右為細末每以少許吹入鼻中於食後頻數吹之諸證皆可用之

大效點明膏

治班瘡眼患只在百日內治之容易久即氣定難以療理大效點明膏良方

覆盆根 処〻有史路傍桂高五七尺者

右掘取土中根淨洗搗取粉澄濾令細日乾每用蜜和以少許點白丁上令其自消自散日二三次點用

至妙立消膏

治小兒眼患初作粟醫浮醫或來或去漸發差大侵睛減明至妙立消膏良方

雪白食鹽 生研少許須以淨器

右以大燈心點鹽輕手指定浮醫就擬九三五次點

見效令子勿驚恐不疼痛亦不礙人多掞之勿慮屡
用尅效

生乾地黃湯

治小兒瘡蝕眼患閉合不開羞明怕日及至開眼有如
内障朦朦失所宜服生乾地黃湯方

生乾地黃　熟乾地黃各乙兩並洗
麥門冬子去心半兩　川當歸一分
枳殼米甘浸一宿麩炒秤一分　杏仁湯泡去皮尖麩炒令赤
防風　甘草炙
赤芍藥各一分

右㕮咀每服一大錢水小小盞以黑豆七粒煎至黑

豆熱去滓通口服

小防風湯

治小兒熱毒眼患小防風湯方

大黄蒸　山梔子　甘草炙

赤芍藥　川當歸洗　防風

羌活

右等分㕮咀每服二大錢水小〻盞煎至半去滓通口服食後

小流氣飲

治小兒風毒眼患小流氣飲方

蟬蛻去大脚　甘草炙　羌活

天麻　川當歸　赤芍藥

防风　大黄　腦薄荷

杏仁

右件等分㕮咀每服大錢水小〻盞煎至半去滓通口食後服

小菊花膏

治小兒積毒眼患小菊花膏良方

黄連　黄芩　大黄

菊花　羌活　蒼术米泔浸

荆芥穗　防风

右等分為末煉蜜為膏尾指大每服一餅細嚼白湯

下

○總議小兒眼患

議曰除疳蝕班瘡二證外皆由五臟所積熱毒而作又有胎內受氣稟母所食熱毒稍長因毒相觸忽作障瞙不由腫赤熱毒積成其候者此等決定難醫若加寒凉之藥壞害尤甚若赤腫眵淚疼痛醫瞙謹〻與忌其熱毒之物清心凉肝順氣行血解熱散毒認證瀉臟常宜用四順清凉飲隨風熱毒所發輕重加藥與服万一剋效不必執滯方藥指證攻療蓋小兒無患氣眼所患即與大人不同至重者謂赤腫等俱作宜與利下即便解散若有

瘀血眼胞內外四維腫盛即從鼻中取出敗血立
愈既無氣眼不作攀努雖有赤脉貫睛亦是熱毒
所致即不可鈎鐮鍼割凡當利下並以大黄藥洗
心散之屬乃佳
○治諸病雜方
石葦散
治小兒熱淋沙淋石淋石葦散方
石葦去尾　海金沙　木通
滑石
右為末水小盞煎至半通口服
桃紅圓

治小兒齁齁欬嗽痰涎壅盛或作喘急桃紅圓良方

天南星炮乙分　白附子炮　川烏炮各分

石膏煨貳錢　地龍乙錢　白礬枯乙炙

右為末自然薑汁搜圓麻子大朱砂為衣令半紅半白每服三五十圓淡生薑湯下

犀角地黃膏

天門冬　麥門冬各去心　白茯苓

茯神　生地黃酒洗各　前胡

柴胡　人參　玄參

甘草炙　川芎　天麻

防風　羌活

右等分為末煆金墨一挺留性煉蜜圓○大金箔為衣每服一粒薄荷湯化服

丹毒至效散

治小兒一切丹毒及龍帶發作至效散方先服消毒飲次用傳之

黄丹一夂重　朴消一夂重　赤小豆兩頭齊者為末半合

右研令勻井水調以雞毛刷立效

犀灰散

治小兒心經虛熱小便澁痛筒管內疼不可忍者犀灰散良方

蚕蛻紙不拘多少

右燒留性為末入麝每服半錢匕燈心湯調

磁石散

治小兒湯火傷磁石散方

景德鎮磁器不拘多少

右打碎埋竈內炭火鋪上經一宿取出放地上出火毒碾為末入黃丹水調傳湯火傷處

葪根湯

治小兒傷寒後有一證忽然鼻中出血五七歲以上至大人亦有此作名紅汗謂不曾解表其汗出血故從鼻出者自解葪根湯方

生地黃汁　生蜜　酒各小小盞

葪根一握搗煎汁如稠糖

右共煎取一盞相和温服小小半盞立效

治小兒心肺蘊熱及心血妄行鼻衂出血不止良方

右將故藤紙被一片作撚子包麝燒熏入鼻或吹入鼻中又令患人吸呷尤佳故藤紙被至舊亦得或燒内小瓶中留性每服二錢入麝酒調服極妙

木香金絲膏

治小兒心脾受熱唇口生瘡仍治慕口唇舌白鵝口舌白重舌舌下硬木舌舌膧硬以上皆係心脾熱並宜用下項藥傳脚心次服連翹飲子仍與金絲膏刷口内舌上功效

呉茱萸不拘多少

右為末用釅米醋調塗脚心更以紙貼糊粘傳之立

效

又有重齶一証於上齶令生一肉如指大小赤腫妨食及吃乳斯由熱極而作速宜下之不尔熱毒流咽喉加其腫塞悶絶而斃宜服踈凡散下之方在前

生肌散

治小兒脚腫生瘡及諸瘡口不合者生肌散方

真地骨皮　五倍子　甘草各生

黄蘗炙　黄連炒

右為細末乾摻瘡上以麄末用沸湯泡蘸洗乾處津液調傳

大效金絲膏無

治小兒口瘡方

黃丹一錢 生蜜一兩

右相和深甌盛甑內蒸令黑爲度每用少許雞毛醮刷口內

天南星圓

治小兒痰多嗽呷喘急咳嗽天南星圓方

天南星炮 半夏湯洗七次 白礬枯各一錢

雄黃細研一錢

右爲末煎熬皂角膏爲圓入少許麪作糊圓如麻子大每服二三十圓淡生姜湯送下

通関散

治乳幼被母鼻息吹着兒顋令兒鼻塞不能食乳通関散良方

香附子炒三分　川芎七分　荆芥四分

白殭蚕炒三分　細辛茎二分　猪牙皂角一分

右為末取生葱白去須搗調藥塗顋門上

秘傳頭瘡方

呉茱萸塩醃者佳如無以口塩浸一二日

右為末釅米醋調刷傳頭上大人肩疸瘡用之立効

茱連圓

治小兒夏月暴瀉注下茱連圓方

土黄連去須　吳茱萸各一兩　陳皮半兩去白

右為末水煮麪糊為圓如麻子大每服二十圓飲下

摩風膏

治小兒遍身疥瘙痒摩風膏方

苦參　歷青　蕪荑炒

黄蠟各一錢　巴豆三立去殼　輕粉五○

真麻油半兩　蝎二立

右同油煎至巴焦濾去所煎物入輕粉和勻傅疥功效

薑黄散

治小兒血淋方

薑黄為末

右每服半錢用紅酒調下連二三服以通為度

小牛黄圓

治小兒膈熱痰涎稠盛心神不寧睡不安穩煩躁怔忪四体作熱宜與服之但覺驚風痰熱常服功效

乾葛截炒取末一兩　甘草炙一錢　黄芩去心与浮皮一分

防風半兩　麝半字　山梔子半兩去皮取二

右為細末入麝和匀如皂子大煉蜜為丸常服薄荷湯化下

四聖湯治二十一證

白术　人参　白茯苓　甘草炙

治久吐胃寒加石蓮子木香黄芪名生胃散
治嘔〻噦不止加白扁豆薏苡仁並炒霍香名銀白散
治胷膈煩悶冷熱不調痰涎欬嗽不美飲食日夜壯熱加知莊具莊烏梅乾姜名寬中散
治腹肚疼痛加陳皮青皮棗子生薑名溫中散
治夜啼煩躁腹肚冷痛加沉香朱砂名鎮心斷邪散
治表裏虛弱時氣作熱欲傳疹候加細辛瓜蔞名惺〻散
治脾寒胃熱陰陽不順溫壯常作加滑石地骨皮名六神散

治霍乱吐利神不安穩加霍香丁香名霍香散
治脾胃虛弱飲食不進加製厚朴陳皮等分名平胃散
治吐食不納穀氣加丁香半夏麯名益神散
治脾胃久虛不納食頻吐或瀉不止加肉豆蔻青皮天
台烏藥名理中散
治熱瀉水穀不分加瞿麥車前子名導赤散
治虛熱寒躁安神定志加犀角川芎名安神散
治心氣不足神情恍惚加石菖蒲石蓮肉石膏名補心
散
治躰熱夜啼煩躁加白附子全蝎膩粉名清神散
治脾虛肌瘦神困面無顏色食不尅化腸胃久寒吐。逆

無時加黑附子枳殼吳茱萸麥蘖細辛名温脾散
治霍乱吐逆或腸鳴自利腹肚疼痛加川白薑名人參
散
治傷寒身熱頭痛煩渴加麻黄乾葛天麻朱砂名解肌
散
治心神不寧驚悸煩赤瘈瘲加朱砂羌活防风天麻名
鎮心散
治脾胃虚弱腹肚泄利調中進食加訶子陳皮名益黄
散
治虚積痢腹肚痛裏急頻併加陳皮罌粟殼名調中散
以上二十一證所加藥味並有詳載集著其

善以顯其功樂哉契聖達理豈可遍諸理

天麻散

南星半夕水浸春秋五日冬七日夏三日

珠砂一夕 麝香一字 每一字杏仁湯調化下人參湯亦可

演山省翁活幼口議卷之二十終

活幼口議二十卷元曾榮世撰見于焦竑國史經籍志余家舊
藏鈔本僅八卷文理訛舛殆不可句弟茝庭嘗從朝鮮國醫方
類聚中録出成編余謂是書所載自其診視理療之法以至于
平素鞠養保攝乳哺嬉戲諄諄乎議之甚詳使懷抱中物免爲
朝菌夏蟲其幼幼之心可謂篤矣世榮又著有活幼心書楊仲
叔序稱衡邑遭災連甍巨棟數千室俱煨燼其書板有好事者
納諸池中而得無恙以爲天心之使然良有以也乃若是書亦
當神物擁護者不宜付于闕如之嘆矣後閲十餘年今秋七月
叔父蒨園君持竹洞後人人見友雪所藏足本而被借驚喜之
餘速録一通以傳家於是乎感世榮慈愛之所存果不至湮滅
而喜余前言之足以徵矣　記其顛末如右

文政庚辰孟冬〻二十有二日東都丹波元胤識于柳沂精廬